Leopold Morbitzer

Sonnyboy

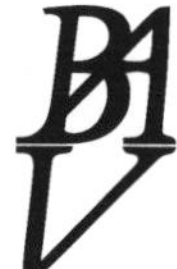

Felix Schreiber (Pseudonym) galt als Sonnyboy, bis er überraschend seine Anstellung kündigte, alle seine Beziehungen abbrach und von da an völlig zurückgezogen in einer kleinen Wohnung lebte. Über Jahre waren sein einziger Halt die Lektüre von Büchern und eine Psychoanalyse, die zu einem Ort zwischen Leben und Tod wurde, den er erst wieder verlassen wollte, wenn er sich entweder umbringen könne oder endlich anfangen könne zu leben. Der Verlauf dieser Psychoanalyse wird hier aus zwei Perspektiven dargestellt: Aus Sicht des behandelnden Therapeuten beschreibt zunächst Leopold Morbitzer den Prozess mit einer umfassenden Analyse seiner Gegenübertragung. Aus Sicht des Patienten schildert im Anschluss Felix Schreiber selbst, wie er den Weg zurück ins Leben findet und welche Rolle dabei Literatur und Psychoanalyse spielen. Beide Behandlungsberichte zeigen die machtvolle Angst vor einem Zusammenbruch, skizzieren die Dynamik dieser Angst und schlussendlich ihre Transformation.

Die Behandlungsberichte werden kommentiert von der Psychoanalytikerin Erika Kittler, Herausgeberin der *Zeitschrift für psychoanalytische Theorie und Praxis*, Tilmann Habermas, Professor für Psychoanalyse an der Goethe-Universität Frankfurt am Main, mit dem Forschungsschwerpunkt autobiografisches Erzählen, und dem Schriftsteller Karl-Heinz Ott, u. a. Autor von *Hölderlins Geister* und Träger des Joseph-Breitbach-Preises (2021).

Mit einem Vorwort von Peter Wegner, Herausgeber von *Psychoanalysen, die ihre Zeit brauchen.*

Leopold Morbitzer, Diplom-Psychologe, Psychoanalytiker (DPV/IPV/DGPT). Lehranalytiker, Dozent und Supervisor, arbeitet niedergelassen in eigener Praxis. Veröffentlichungen zu Themen der Entwicklung, wie der Entwicklung der Fähigkeit zum Glücklichsein, Entwicklung einer psychoanalytischen Identität im Rahmen der psychoanalytischen Ausbildung, Entwicklung der Fähigkeit zur Generativität (www.leopold-morbitzer.de). Wissenschaftlicher Förderpreis der Stiftung der Deutschen Psychoanalytischen Vereinigung für die Arbeit »Zur Psychoanalyse des Glücks«.

Leopold Morbitzer

Sonnyboy

Die Angst vor dem Zusammenbruch

Vorwort von Peter Wegner

Beiträge von Felix Schreiber,
Erika Kittler, Tilmann Habermas
und Karl-Heinz Ott

Brandes & Apsel

Auf Wunsch informieren wir Sie regelmäßig mit unseren Katalogen »Frische Bücher« und »Psychoanalyse-Katalog«. Wir verwenden Ihre Daten ausschließlich für die Zusendung unserer beiden Kataloge laut der EU-Datenschutzrichtlinie und dem BDS-Gesetz. Bitte senden Sie uns dafür eine E-Mail an info@brandes-apsel.de mit Ihrer Postadresse. Außerdem finden Sie unser Gesamtverzeichnis mit aktuellen Informationen im Internet unter: www. brandes-apsel.de sowie www. kjp-zeitschrift.de

3. Auflage 2025
1. Auflage 2022

DTP: Brandes & Apsel Verlag
Coverabbildung: Ferdinand Hodler: *Absturz III*, 1894.
Druck: WIRmachenDRUCK, Printed in Germany
Gedruckt auf einem nach den Richtlinien des Forest Stewardship Council (FSC) zertifizierten, säurefreien, alterungsbeständigen und chlorfrei gebleichten Papier.

Bibliografische Information der Deutschen Nationalbibliothek:
Die Deutsche Nationalbibliothek verzeichnet diese Publikation in der Deutschen Nationalbibliografie; detaillierte bibliografische Daten sind im Internet über www.ddb.de abrufbar.

ISBN 978-3-95558-331-6

Inhalt

Vorwort

Peter Wegner

Die Tradition des Verfassens von Krankengeschichten ist Teil der Entwicklung psychoanalytischer Theoriebildung und ihrer Behandlungstechnik. Sie hat mit Sigmund Freud begonnen. Während zentrale psychoanalytische Erkenntnisse so ihren Niederschlag in »Krankengeschichten« oder »Behandlungsberichten« fanden, die die Einsetzung, die Weiterentwicklung oder einen Wechsel der bis dahin vorherrschenden Theorie der Technik signalisierten oder transparent machen wollten (vgl. z. B. Freud 1895d, 1905e, 1909b, 1909d, 1918b; Klein 1975 [1961]; Winnicott 1982 [1972]; Milner 1969; Argelander 1972), ist es um diese Art »klassischer Fallgeschichten« mittlerweile eher still geworden.

Solcherart psychoanalyseimmanente, hermeneutische bzw. diskursorientierte Forschung wurde zunehmend infrage gestellt, und man erhoffte sich, validere Ergebnisse mit empirischen bzw. experimentellen Methoden der akademischen Psychologie erreichen zu können. Ein schwieriges Unterfangen. Beispielhaft sei die aufwendige und wegweisende Katamnese-Studie von Leuzinger-Bohleber, Stuhr, Rüger und Beutel (2001) erwähnt, die die unabhängig voneinander erhobenen Erzählungen von Analytikern und Patienten über abgeschlossene Behandlungen miteinander verglichen haben.

> »Dabei lässt sich beobachten, dass bei ›genügend guten‹ Behandlungen diese Schilderungen bis hin in wesentliche Details übereinstimmen, während sie bei schlecht verlaufenen Behandlungen wie unverbunden nebeneinander stehen bleiben« (ebd., S. 211).

1998 hatte ich formuliert:

> »Unabhängig davon, inwieweit es extraklinischer Forschung gelingt, grundlegende psychoanalytische Annahmen zu ›beweisen‹, bin ich der festen Überzeugung, dass die Zukunft der Psychoanalyse als Theorie und Behandlungsmethode weitestgehend davon abhängig ist, ob es gelingt, den klinischen Prozess durch Fallstudien transparent zu machen und für noch nicht überprüfte Überlegungen Spielräume zu erschaffen, die ermöglichen, das Funktionieren unbewusster Motive zur Darstellung zu bringen« (Wegner 1998, S. 37).

Vorausgegangen war 1993 die Erstauflage des Bandes *Psychoanalysen, die ihre Zeit brauchen. Zwölf klinische Darstellungen*, der jetzt in einer vierten Auflage als Neuauflage vorliegt (Wegner & Henseler 2013 [1993]).

Es sind auch »Fallgeschichten« unter Mitarbeit des betroffenen Patienten oder im schreibenden Dialog zwischen Analytiker und Analysand entstanden. Erwähnt seien hier Yalom und Elkin (2014 [1974]), Radebold und Schweizer (1996) sowie Sand und Janssen (2019). Eine Variante der diskursgestützten Überprüfung klinischer Ergebnisse haben Wegner (2018) sowie Wegner und Thußbas (2018) vorgelegt. Eine Gruppe von Analytikern diskutierte eingehend eine zentrale Sitzung der noch unveröffentlichten Fallgeschichte mithilfe der Gruppenmethode Wolfgang Lochs (vgl. Sklar, Thußbas & Wegner 2020, S. 36ff.) und formulierte Hypothesen über die Erkrankung sowie den Behandlungsverlauf. Die Hypothesen stellte man anschließend den Ergebnissen der Fallgeschichte gegenüber.

Die nachfolgenden Kapitel von *Sonnyboy* gehen über alle anderen bisherigen Studien in mehrerlei Hinsicht hinaus. Die von Morbitzer vorgelegte Studie ist weit mehr als eine »Fallgeschichte«. Sie stellt den Versuch dar, die Entwicklung eines einzelnen Menschen mit all seinen unbewussten seelischen Konflikten und den daraus resultierenden Symptomen aus der Perspektive des Analytikers (Leopold Morbitzer), aus der Perspektive des Analysanden (Felix Schreiber), aus der Perspektive zweier kommentierender »exzentrischer Positionen« (Erika Kittler und Tilmann Habermas) und schließlich aus der Perspektive eines teilnehmenden Lesers, der selbstreflexiv den Zeitgeist schreibend zu interpretieren geübt ist (Karl-Heinz Ott), zu einem Bild zusammenwachsen zu lassen. So ergänzen sich die »Die Angst vor dem Zusammenbruch«, der »Aufruhr«, der »Versuch eines Kommentars«, »Eine Therapieerzählung aus vier Augen« und die »Echoräume« zu einem Bild aktueller Befindlichkeiten, Krisen und Hoffnungen unserer *Conditio humana*, die die psychoanalytische Behandlungstechnik immer wieder neu herausfordern. Es ist also gerade die Vielfältigkeit der Zugänge »zu einem Leben«, die berührt, inspiriert und schließlich so erhellend ist.

Psychoanalytisch betrachtet ist der theoretische Ausgangspunkt der vorliegenden Studie Freuds Idee von »Zeitlichkeit« in der menschlichen Entwicklung, die er in »Konstruktionen in der Analyse« (Freud 1937d) ausführt und die André Green (2003) so zusammenfasst,

> »daß eine vollständige Aufdeckung der Erinnerungen unmöglich ist, weil Traumata, die sich vor dem Alter von zwei, zweieinhalb Jahren ereignen, keine Verbindung zur Sprache haben und daher nicht als Erinnerung im Gedächtnis gespeichert werden können. Statt dessen müssen sie sich dem Gedächtnis durch ständige Wiederholung einprägen, sei es durch Ausagieren oder in halluzinatorischer Form« (S. 789f.).

Fraglos zeigen heutige Patientinnen und Patienten Erscheinungsformen seelischen Leidens, denen mit der »klassischen« analytischen Methode kaum beizukommen ist. Andererseits ist es so, dass die Weiterentwicklung in der objektbeziehungstheoretischen Behandlungstechnik uns viel mehr erlaubt, entsprechende Leerräume zu erkennen und via Gegenübertragung sprachliche Übersetzungen zu konstruieren. Dabei hat nicht zuletzt Green immer wieder betont, dass die klassische Freud'sche Triebtheorie weiterhin die Grundlage unserer theoretischen Fundierung darstellt. Jedenfalls hat sich die Indikation für Psychoanalyse und ihre Anwendungen erheblich erweitert und damit auch die Sorge und das Risiko zu scheitern.

Genau damit hat sich auch Winnicott beschäftigt. Ein zweiter theoretischer Ausgangspunkt sind daher dessen behandlungstechnische Überlegungen in der wegweisenden Arbeit »Fear of breakdown«, die erst posthum veröffentlicht wurde (1974). Auf Deutsch erschien »Die Angst vor dem Zusammenbruch« auf meine Anregung hin erst knapp zwanzig Jahre später (Winnicott 1991 [1974]). Die Arbeit hat mich bis heute in meiner klinischen Arbeit begleitet. In der »Vorbemerkung« schreibt Winnicott:

> »Falls an dem, was ich zu sagen habe, etwas Wahres ist, ist es natürlich längst in der Weltliteratur zum Ausdruck gekommen, aber die Einsichtsblitze, die in der Dichtung möglich sind, können uns nicht von der schmerzhaften Verpflichtung freisprechen, Schritt für Schritt weg von der Unwissenheit und hin zu unserem Ziel zu gelangen. Ich bin der Meinung, daß die Erforschung dieses begrenzten Gebietes zu Neuformulierungen verschiedener Probleme führt, die uns immer wieder zu schaffen machen, wenn wir klinisch nicht so erfolgreich arbeiten, wie wir es uns wünschen« (ebd., S. 1116f.).

Ich habe diesen Absatz aus der »Vorbemerkung« zitiert, weil die Bedeutung der Dichtung und des Lesens ja auch in *Sonnyboy* eine so wichtige Rolle spielt. Sie zeigen sich als Vorbereitung auf ein »Sich-Einlassen« (»Echoräume«) und als Hilfestellung für die Entdeckung und Erprobung nicht erinnerbarer, undenkbarer Gedanken, Gefühle und Zustände. Felix Schreiber hat für sich diesen Erfahrungsraum erfunden und entdeckt und auf eindrückliche Weise zur Darstellung gebracht.

Es sei noch ein weiterer psychoanalytischer Ausgangspunkt erwähnt, der in der Tradition der seltenen, ausführlichen psychoanalytischen Krankengeschichten im deutschsprachigen Raum an vorderster Stelle steht: *Der Flieger. Eine charakteranalytische Fallstudie* von Hermann Argelander (1972). Ich erwähne die Studie, obwohl sie von einem ganz anderen theoretischen Hintergrund ausgeht, weil sie ähnliche behandlungstechnische Probleme thematisiert und ähnliche innerseelische Verarbeitungskonflikte beschreibt. Ich meine neben ständigen »Wiederholungen« jene Formen halluzinatorischer Entgrenzung, symbolisiert durch Elemente wie Wasser und Luft, die in den Träumen von Felix Schreiber und seinen Wahrnehmungen eine so herausragende Rolle spielen.

Zu den Beiträgen des Buches im Einzelnen: Durch die detaillierte Beschäftigung mit der Gegenübertragung wird der Analytiker zum Analysanden seiner selbst, zum Leser des Patienten, verbleibt aber auch in den Modi des Zuhörens bzw. der gleichschwebenden Aufmerksamkeit. Um diese Positionen fortwährend zu ringen, weil sie zwangsläufig immer wieder verloren gehen, dabei die Unsicherheit aushaltend, in einer existenziellen Weise alles falsch machen zu können, gehört zum Beruf des Psychoanalytikers und bleibt unvermeidlich. Die Fallstudie von Morbitzer zeigt das in beeindruckender Weise.

Die introspektiv durchdrungene Erzählung »Aufruhr« von Felix Schreiber ist ein Glücksfall. Gelingt es ihm doch, seine eigene Geschichte in Worte zu fassen, die zugleich unverwechselbar und authentisch sind. Dabei vermeidet er, trotz seines dargestellten Leidens, jede Form der Dramatisierung. Vor allem wird einem häufigen Vorwurf gegenüber der Psychoanalyse, sie führe ihre Patienten in unauflösbare Abhängigkeiten, widersprochen. Und man hat nie einen Zweifel, dass Analytiker und Analysand an derselben Psychoanalyse beteiligt waren. Felix Schreiber hat seine eigene Sprache gefunden, seine eigenen Träume und beeindruckende Wahrnehmungsskizzen kreiert, die ihm schlussendlich ermöglicht haben, sich selbst zu mögen und geliebt zu werden. Seine Erzählung ist gleichzeitig eine langjährige Katamnese, die belegt, wie hilfreich hochfrequente und lang dauernde Psychoanalysen sein können.

Erika Kittlers »Versuch eines Kommentars« begleitet und erweitert die getrennt geschriebenen und doch zusammengehörenden Berichte durch weitere Stimmen aus der Welt psychoanalytischer Konstruktionen zu einem orchestralen Entwurf heutiger psychoanalytischer Behandlungstechnik. Und sie fragt: Wie kommt der eine zum Schreiben und warum der andere? Der Erstere will verstehen, und der Zweite verwandelt sich vom Analysanden in einen dankbaren und »glücklichen Schreiber«. In beiden lebt die psychoanalytische Arbeitsbeziehung fort, verbunden mit der notwendigen Trauer über den Abschied, und verwandelt sich in etwas Neues: ein ganz normales Leben. Der »Versuch eines Kommentars« ist gleichzeitig ein beredtes Beispiel dafür, wie ein psychoanalytischer Diskurs Positionen neu justiert und dadurch ein Nach- und Weiterdenken gefördert wird. So funktioniert Austausch, Supervision, ein Sich-Verständigen über divergente Standpunkte und das Vermeiden von »blinden Flecken«. So funktioniert diskursgestütztes psychoanalytisches Lernen, Lehren und Forschen.

Wohl begründet verweist Erika Kittler auch auf eine »merkwürdige Scheu«, in die intime Situation dieser ineinander verschränkten Geschichten einzudringen. Ja, es ist überhaupt nicht selbstverständlich, dass Analysanden ein solches Entgegenkommen aufbringen wollen oder können. Dass Felix Schreiber dazu bereit sein konnte und Freude daran hat, verpflichtet uns zu großem Dank und Respekt. Es hilft der Weiterentwicklung der Psychoanalyse, es ist Öffentlichkeitsarbeit im Sinne unserer Wissenschaft. Aber das ist natürlich gar nicht selbstverständlich, sondern eine froh stimmende Ausnahme. Und die sollte sie auch bleiben, denn jeder Analysand hat ein Recht und einen Anspruch darauf, in seinem ganz persönlichen Sinne mit seiner analytischen Selbsterfahrung umzugehen.

In einem zweiten Kommentar verortet und begründet Tilmann Habermas akademisch die Vorzüge der Fallstudie von Morbitzer und den Therapiebericht von Schreiber, weil durch die Einbeziehung des ebenfalls schreibenden Analysanden »Eine Therapieerzählung aus vier Augen« entsteht. Dabei wendet er sich zunächst den zu bedenkenden »Hürden« zu (Privatsphäre und Vertraulichkeit) und verweist auf die »Schwierigkeiten« der Darstellbarkeit unbewusster Prozesse – in der Tat Probleme, die uns seit Sigmund Freud nachhaltig beschäftigen. Danach differenziert er mögliche »Zwecke« von Therapieerzählungen: im Rahmen der Ausbildung, als Berichte an Gutachter im Kassensystem, alsErfahrungsaustausch und Qualitätskontrolle, zur »Darstellung der Kompetenz« des Behandlers und schließlich zur »Beschaffung wissenschaftlicher Daten«. Was die Qualität entsprechender »Erzählungen« angeht, sieht er sie durch eine »stillgelegte Handlungsebene« beeinträchtigt, weil Analysand und Analytiker »nur miteinander sprechen«, und zwar »über Hunderte von Stunden, zur immer selben Zeit, in den immer selben Räumlichkeiten. Wie kann man etwas erzählen, bei dem nichts passiert?« Andererseits hebt er hervor: »Felix Schreiber kann in seiner Therapiegeschichte berichten, was Leopold Morbitzer im Behandlungsbericht nicht berichten kann, nämlich wie er, der

Patient, selbst aktiv wird und beginnt ein Leben unabhängig vom Therapeuten zu wagen ...«

Das abschließende Kapitel »Echoräume« von Karl-Heinz Ott, Schriftsteller, Essayist und literarischer Übersetzer, verbindet die Tradition der psychoanalytischen Krankengeschichten, angefangen bei Freud, mit der Bedeutung des Lesens für die persönliche Reifung und die menschliche Kulturentwicklung. Proust zitierend bemerkt Ott: »In Wirklichkeit ist jeder Leser, wenn er liest, eigentlich der Leser seiner selbst.« Sich selbst lesend und dabei vom »Handeln befreit [...] rücken wir jener Sache näher, die nicht nur unser eigenes Leben ausmacht, sondern das Leben im Ganzen.« Auch hier können wir von einem Glücksfall reden, weil es Morbitzer und Ott gelungen ist, zu ermöglichen, worüber sonst nur viel gesprochen wird, nämlich einen interdisziplinären Dialog über nichts weniger als einen »Menschen«, also einen von uns, in Gang zu setzen und zum Vibrieren zu bringen.

Also, was für ein Büchlein! Es sind ihm viele interessierte Leserinnen und Leser zu wünschen. Allen Autoren sei gedankt, sich der mühevollen Arbeit unterzogen zu haben, in vielen kleinen Schritten eine Sprache zu finden, die hilft, seelisches Leid zu transformieren, und Einsichten ermöglicht, die sich einer »subjektiven Wahrheit« annähern und den »Aufruhr« im menschlichen Miteinander mildern. Im Besonderen sei dem Verlag gedankt, der den Autoren ermöglicht hat, für die selbstgestellte Aufgabe einen angemessenen Raum vorzufinden. Da in dem Band viele behandlungstechnische Überlegungen der letzten Jahrzehnte integriert sind, wäre es wünschenswert, dem inhaltsreichen *Sonnyboy* eine eigene wissenschaftliche Tagung zu widmen und damit einen notwendigen psychoanalytischen Diskurs zur heutigen psychoanalytischen Behandlungstechnik anzuregen.

Literatur

Argelander, H. (1972): Der Flieger. Eine charakteranalytische Fallstudie. Frankfurt a.M.: Suhrkamp.

Freud, S. (1895d): Studien über Hysterie. *[U. a. Anna O.]* GW 1, 75–312.

Freud, S. (1905e): Bruchstück einer Hysterie-Analyse. *[Dora]* GW 5, 161–286.

Freud, S. (1909b): Analyse der Phobie eines fünfjährigen Knaben. *[Der kleine Hans]* GW 7, 241–377.

Freud, S. (1909d): Bemerkungen über einen Fall von Zwangsneurose. *[Der Rattenmann]* GW 7, 379–463.

Freud, S. (1918b): Aus der Geschichte einer infantilen Neurose. *[Der Wolfsmann]* GW 12, 27–157.

Freud, S. (1937d): Konstruktionen in der Analyse. GW 16, 41–56.

Green, A. (2003): Zeitlichkeit in der Psychoanalyse: zersplitterte Zeit. Psyche – Z Psychoanal 57, 789–811.

Klein, M. (1975 [1961]): Der Fall Richard. Das vollständige Protokoll einer Kinderanalyse. Übers. W. Wagmuth. München: Kindler.

Leuzinger-Bohleber, M., Stuhr, U., Rüger, B. & Beutel, M. (2001): Langzeitwirkungen von Psychoanalysen und Psychotherapien: Eine multiperspektivische, repräsentative Katamnesestudie. Psyche – Z Psychoanal 55, 193–276.

Milner, M. (1969): The hands of the Living God. An account of a psychoanalytic treatment. London: Hogarth Press.

Radebold, H. & Schweizer, R. (1996): Der mühselige Aufbruch. Über Psychoanalyse im Alter. Frankfurt a.M.: Fischer.

Sand, A. & Janssen, P.L. (2019): Ich bin der Rede wert. Dialog über eine Psychoanalyse. Gießen: Psychosozial.

Sklar, J., Thußbas, C. & Wegner, P. (2020): Michael Balint, Wolfgang Loch und die Weiterentwicklung der Methode der »Freien klinischen Gruppen«. Luzifer–Amor 33, 36–54.

Wegner, P. (1998): Die Fallgeschichte als Instrument psychoanalytischer Forschung. In: G. Kimmerle (Hrsg.): Zur Theorie der psychoanalytischen Fallgeschichte. Anschlüsse 1. Tübingen: edition diskord, 9–44.

Wegner, P. (2018): Feinkörnige Strömungen seelischer Substanzen in der psychoanalytischen Situation? (Teil 1). Jahrb Psychoanal 76, 165–192.

Wegner, P. & Henseler, H. (Hrsg.) (2013 [1993]): Psychoanalysen, die ihre Zeit brauchen. Zwölf klinische Darstellungen. [4. durchgesehene und veränderte Auflage.] Frankfurt a. M.: Brandes & Apsel.

Wegner, P. & Thußbas, C. (2018): Feinkörnige Strömungen seelischer Substanzen in der psychoanalytischen Situation? (Teil 2). Jahrb Psychoanal 77, 97–122.

Winnicott, D. W. (1982 [1972]): Bruchstück einer Psychoanalyse. Übers. U. v. Goldacker-Pohlmann. Stuttgart: Klett-Cotta.

Winnicott, D. W. (1991 [1974]): Die Angst vor dem Zusammenbruch. [Aus dem Englischen übersetzt von Peter Wegner und Ruth Jaschke.] Psyche – Z Psychoanal 45, 1116–1126.

Yalom, I. D. & Elkin, G. (2014 [1974]): Jeden Tag ein bißchen näher. Eine ungewöhnliche Geschichte. Übers. L.-W. Wolff. München: btb.

Joachim F. Danckwardt gewidmet

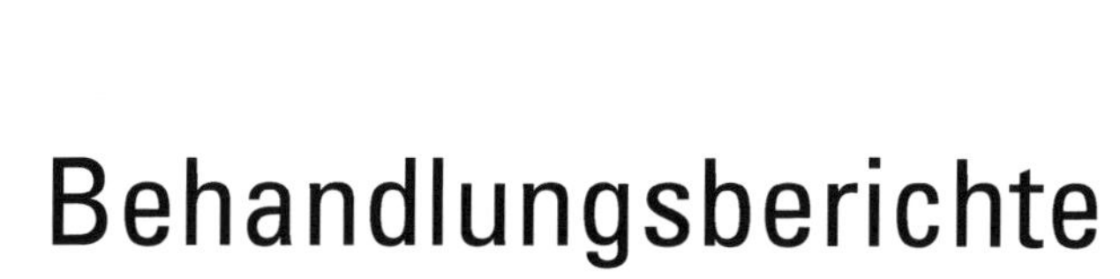

Behandlungsberichte

Die Angst vor dem Zusammenbruch in der Gegenübertragung

Leopold Morbitzer

Einleitung

Felix Schreiber[1] war im Laufe seines Lebens schon häufig als »Sonnyboy« bezeichnet worden, zuletzt vom Chef der Kanzlei, in der er gearbeitet hatte. Ohne davon gewusst zu haben, war dies auch mein initialer Eindruck, als er zum Erstgespräch erschien: Ein »Sonnyboy«! Anfang dreißig, blonde Haare, ein freundliches Lächeln. Und »harmlos« war mein zweiter, mich irritierender Gedanke.

Dennoch hatte dieser sympathisch wirkende junge Mann nach zwei Prädikatsexamen in Jura und der Anstellung in einer renommierten Kanzlei seine Stellung von einem Tag auf den anderen gekündigt. Er hatte den Kontakt zu seiner Familie abgebrochen, sich von Freunden zurückgezogen und lebte nun allein und isoliert in einer Stadt, mit der ihn nichts verband außer der Kanzlei, in der er nicht mehr arbeitete. »Ich bin hier gestrandet«, sagte er.

Es dauerte eine Weile, bis mir klar wurde, *wie* radikal Herr Schreibers Rückzug war. Wenn er beispielsweise dachte, man könne ihn beim Einkaufen wiedererkennen, wechselte er den Laden und kaufte zukünftig woanders ein. Zu Hause zog er die Vorhänge zu, lag das Wochenende über im Bett und konnte nicht aufstehen. Er deckte sich in der Analyse auf der Couch mit der Decke zu und lag oft in Embryonalstellung auf der Seite. Er hatte Angst, seine Stimmbänder könnten degenerieren, weil er nur in den Sitzungen überhaupt sprach. Er kam sich »wie ein Geist« vor und erschreckte sich manchmal, wenn ihm bewusst wurde, wie einsam und isoliert er war.

---

1 Pseudonym, das sich der Patient für seinen Behandlungsbericht *Aufruhr* selbst gegeben hat.

Gleichzeitig betonte er immer wieder, dass diese Situation sich sehr viel weniger falsch anfühle als sein bisheriges Leben. Er habe sich innerlich schon immer isoliert und getrennt von anderen gefühlt. Sein Symptom, sich »lebendig begraben« zu fühlen, übertrug er auf die Analyse, die er als »Ort zwischen Leben und Tod« bezeichnete, den er erst wieder verlassen könne, wenn er entweder anfange zu leben oder sich endlich, wie sein psychotischer Onkel, umbrächte.

Es bedurfte acht Jahre hochfrequenter Psychoanalyse, bevor Felix Schreiber wieder Beziehungen aufnehmen und ins Leben zurückfinden konnte. Die Psychoanalyse schafft laut Sigmund Freud (1914g) durch die Ersetzung der Symptomneurose durch eine Übertragungsneurose »ein Zwischenreich zwischen der Krankheit und dem Leben« (S. 135). Lange Zeit hatte ich das Gefühl, wir werden dieses »Zwischenreich«, diesen »Ort zwischen Leben und Tod«, nie mehr verlassen, sind beide darin lebendig begraben, auf ewig zur Wiederholung verdammt, bis einer von uns stirbt.

Der englische Psychoanalytiker und Kinderarzt Donald W. Winnicott hat sich in seiner letzten, posthum erschienenen Arbeit »Die Angst vor dem Zusammenbruch« (1991 [1974]) mit Problemen von solchen Analysen beschäftigt, zu denen ich auch diejenige von Herrn Schreiber zähle:

> »[J]eder sogenannte Fortschritt endet in Destruktivität, wird vom Patienten unterbrochen mit den Worten: Und jetzt? In Wirklichkeit war der Fortschritt kein Fortschritt; er war nur ein weiteres Beispiel für das Mitspielen des Analytikers beim Spiel des Patienten, das Hauptproblem aufzuschieben. Und wer sollte den Patienten oder den Analytiker dafür tadeln (es sei denn, der Analytiker spielt den psychotischen Fisch an der langen neurotischen Angelschnur, darauf hoffend, daß durch einen Schicksalsschlag, z.B. den Tod eines der beiden Partner oder das Scheitern der Finanzierung, das unvermeidliche Gefangenwerden zu vermeiden ist). Wir müssen annehmen, daß sowohl der Patient als auch der Analytiker die Analyse wirklich beenden wollen, aber leider gibt es kein Ende, bevor die Talsohle erreicht ist, bevor das Gefürchtete erlebt wurde. Tatsächlich ist ein Ausweg für den Patienten der Zusammenbruch (körperlich oder psychisch), und das kann überaus wirksam sein« (S. 1121f.).

Winnicott ist folglich der Ansicht, dass eine solche Analyse endlos gehen könne, solange der »Zusammenbruch« aufgeschoben werde, der zwar gefürchtet werde, der aber auch einen Ausweg darstellen könne.

In der vorliegenden Arbeit will ich versuchen, einen wesentlichen behandlungstechnischen Aspekt in Winnicotts Überlegungen herauszuarbeiten, der in dessen Arbeit zwar enthalten ist, von ihm aber wenig ausformuliert wurde. Es wird anhand der Analyse von Felix Schreiber die These diskutiert, dass ich als Analytiker die Angst vor dem Zusammenbruch zuerst in der *Gegenübertragung* erleben, erkennen und bewältigen musste, ehe der Patient sich schließlich getrauen konnte, den Zusammenbruch in der Übertragung zu riskieren.

Winnicotts Verständnis der Angst vor einem Zusammenbruch

Winnicotts zentrale These lautet:

> »Ich behaupte, daß das, was uns klinisch als Angst vor dem Zusammenbruch begegnet, die Angst vor einem Zusammenbruch ist, der bereits erlebt wurde. Eine Furcht vor den ursprünglichen archaischen Seelenqualen, die der Grund für die Abwehrorganisation war, die der Patient jetzt als ein Krankheitssyndrom zum Ausdruck bringt« (1991 [1974], S. 1120).

Winnicott zählt eine Reihe solcher »ursprüngliche[n] archaische[n] Seelenqualen« auf, eine davon sei »ewiges Fallen« (ebd., S. 1119). Der Angst, ewig zu fallen, ordnet er die Abwehrorganisation des »Sich-selbst-Haltens« (ebd.) zu.

Eine solche in die Zukunft projizierte Angst vor etwas, was in der Vergangenheit längst geschehen ist, findet sich als Idee schon bei Freud (1937d):

> »Die Verrückung aus der vergessenen Vorzeit [...] in die Erwartung der Zukunft ist ja ein regelmäßiges Vorkommnis auch beim Neurotiker. Oft genug, wenn ihn ein Angstzustand erwarten läßt, daß sich etwas Schreckliches ereignen *wird*, steht er bloß unter dem Einfluß einer verdrängten Erinnerung [...], daß etwas damals Schreckhaftes sich wirklich ereignet *hat*« (S. 55; Hervorh. L.M.).

Allerdings meint Winnicott, wenn er sagt, der längst erfolgte Zusammenbruch sei »eine Tatsache, die der Patient im Unbewußten verborgen mit sich herumträgt« (1991 [1974], S. 1120), nicht das Unbewusste Freuds, in das Vorstellungsinhalte *verdrängt* wurden, die einmal bewusst waren. Die »vergessene Vorzeit«, an die Winnicott denkt, ist das frühe Säuglingsalter. Das noch unreife Ich des Säuglings ist in seiner Entwicklung auf eine fördernde (haltende, mitfühlende, mitdenkende) Umwelt angewiesen und auf ein »hinreichendes Maß an ›kontinuierlichem Sein‹« (Winnicott 2008 [1956a], S. 139). Auf dieser frühen Entwicklungsstufe enthält ein Versagen der Umwelt aufgrund der absoluten Hilflosigkeit des Säuglings die »Drohung des Nichtseins« (ebd.). Für Winnicott ist es dabei

> »nicht notwendig, an ein Trauma zu denken, vielmehr daran, daß zu einem Zeitpunkt, an dem es dringend erforderlich gewesen wäre, einfach nichts geschah. Es ist leichter für einen Patienten, sich an ein Trauma zu erinnern, als daran, daß nichts geschah, wenn etwas hätte geschehen sollen« (1991 [1974], S. 1124).

Der Zusammenbruch wird dabei nur »für den Bruchteil einer Sekunde« (Winnicott 2018 [1965], S. 262f.) erfahren, denn »Angst ist auf diesem Niveau undenkbar. Ihre Intensität ist jenseits aller Beschreibung, und sofort werden neue Abwehrformationen aufgebaut« (ebd., S. 263). Weil der Zusammenbruch also vom noch unreifen Ich des Säuglings zwar real *erlitten* werde, aber wegen der entwicklungsbedingten fehlenden Reife noch nicht *erlebt* und verarbeitet werden könne, spricht Winnicott an dieser Stelle von »undenkbaren Zuständen« (1991 [1974], S. 1118). Der erlittene Zusammenbruch verbleibe danach im Unbewussten als »potenzielles Faktum«

(Winnicott 2018 [1965], S. 263). Folglich bezieht sich die Angst vor dem Zusammenbruch auf die Angst vor einem Versagen solcher Abwehrformationen (wie das *Sich-selbst-Halten*) und dadurch der Wiederkehr dieser undenkbaren Zustände (wie das *endlose Fallen*).

Die ursprüngliche Erfahrung des Zusammenbruchs könne jedoch so lange nicht zu einem Teil der Vergangenheit werden, sondern müsse als zukünftig bevorstehend weiter gefürchtet werden, wie »das Ich sie nicht zuerst in seine eigene *gegenwärtige* Erfahrung aufnehmen und unter omnipotente Kontrolle bringen kann« (Winnicott 1991 [1974], S. 1120f.; Hervorh. L. M.), beispielsweise »indem es die stützende Funktion des Hilfs-Ichs […] des Analytikers […] annimmt« (ebd., S. 1121). Solange das aber nicht geschehen sei, müsse der Patient »weiter nach diesem Detail der Vergangenheit suchen, das er noch nicht erfahren hat. Diese Suche nimmt die Form einer Erwartung dieses Details in der Zukunft an« (ebd.).[2]

Freud schrieb einmal: »[W]as so unverstanden geblieben ist, das kommt wieder; es ruht nicht, wie ein unerlöster Geist, bis es zur Lösung und Erlösung gekommen ist« (1909b, S. 355). Die Metapher des ruhelosen, unerlösten Geistes gilt auch für einen solchen Zusammenbruch, dessen Eintreten gefürchtet und zu vermeiden versucht wird, der zugleich aber auch erinnert und verstanden werden will, um endlich zur Ruhe zu kommen und zu Vergangenheit werden zu können.

Für Winnicott (2018 [1965]) folgt aus diesen Überlegungen, dass Menschen, die eine solche traumatische Erfahrung in sich tragen, ihr Leben lang »davor fliehen, damit flirten, sich davor fürchten und bis zu einem gewissen Grad ständig mit dieser Drohung beschäftigt sein müssen« (ebd., S. 263).

Das war auch bei Felix Schreiber der Fall.

2 Ein früher Vorläufer dieses Gedankens ist das 1905 formulierte Aperçu des spanischen Philosophen George Santayana: »Wer sich nicht an die Vergangenheit erinnern kann, ist dazu verdammt, sie zu wiederholen« (2011 [1905], S. 172; Übers. L. M.).

Der Zusammenbruch, der Felix Schreiber in die Analyse führt

Herr Schreiber lebte schon sehr lange in der Angst vor einem Zusammenbruch. Sein Körper schien ihm bedroht, er hatte hypochondrische Ängste vor Krebs, vor einem Organversagen, vor der »Explosion« seines Herzens oder vor dessen Stillstand. Eine Katastrophe drohte unausgesetzt auch im Beruf, beim kleinsten Fehler seinerseits, beispielsweise in der Kanzlei einen Fehler im Schriftverkehr zu machen, der einen Millionenschaden zur Folge hätte, der ihn und die Kanzlei vollständig ruinieren würde. Herr Schreiber beschrieb es so: In scheinbar harmlosen Situationen gehe dann eine »Falltür« auf und er habe das Gefühl, »endlos zu fallen«.

Eine wesentliche Abwehr gegen sein endloses Fallen bestand in seinen Versuchen, sich *selbst* zu halten. Wenn allerdings die Angst auftauchte, das nicht mehr zu schaffen, er gar auf jemand angewiesen wäre, geriet er in Panik. So hatte er in der Kanzlei etwa Angst, dass die Sekretärin, die sein Diktat vom Diktiergerät abhörte, merken könnte, dass er gar kein »Sonnyboy« ist, sondern an seiner Stimme höre, wie depressiv er in Wahrheit ist, was einem Versagen der Abwehr des Sich-selbst-Haltens gleichkäme. Ein anderer Aspekt seiner Abwehr war die omnipotente Phantasie, nicht nur sich selbst, sondern auch den anderen (in der Sprache der Psychoanalyse: das Objekt) halten zu müssen. Wenn er das Objekt mit seinen Ängsten anstecke, zerstöre er es und falle gemeinsam mit ihm. Um die Sekretärin nicht mit seiner Depression anzustecken, konnte er in der Kanzlei nicht mehr diktieren, was dann jedoch zur Panik führte, den Schriftverkehr allein nicht mehr bewältigen zu können, was einem neuen Versagen der Abwehr des Sich-selbst-Haltens gleichkam.

Er hatte auch stets das Gefühl, ein Hochstapler zu sein, der sich nur als Jurist ausgibt, und die Angst war groß, irgendwann werde für alle offenbar, dass er eigentlich *nichts* könne, er eigentlich ein *Nichts* sei (die »Drohung des Nichtseins«, von der Winnicott spricht). Der latente Anteil der manifesten Idee, eigentlich ein Hochstapler zu sein, war seine massive infantile Überforderung, nicht nur sich selbst, sondern auch das mütterliche Objekt halten zu wollen.

Schließlich war die Angst vor dem drohenden Zusammenbruch so groß geworden, dass Herr Schreiber versuchte, einen Zusammenbruch aktiv selbst herbeizuführen, indem er in der Kanzlei kündigte und alle seine Kontakte abbrach. Als er in die Analyse kam, war sein Zusammenbruch daher *äußerlich* bereits erfolgt (»gestrandet« ist eine Metapher für einen Zusammenbruch), innerlich verhinderte aber eine Abwehrformation dessen Erleben: erstens durch die Wendung vom passiven Erleiden eines Zusammenbruchs ins aktive selbst Herbeiführen des Zusammenbruchs, zweitens durch die omnipotente Phantasie, durch seinen Rückzug die Kanzlei (die Eltern etc.) vor *deren* Zusammenbruch durch ihn bewahrt zu haben, und drittens durch Regression auf einen Punkt *vor* dem in der Vergangenheit erfolgten Zusammenbruch. In seinem Falle bedeutete das eine »Regression [...] in den Mutterleib« (Freud 1926d, S. 157f.).

Der Zusammenbruch in Felix Schreibers Vergangenheit

Weder Herr Schreiber noch ich wussten zu Beginn der Analyse von einem Zusammenbruch in seiner Vergangenheit. Um mich später im Text auf die behandlungstechnischen Aspekte konzentrieren zu können, ziehe ich die Rekonstruktion des früheren Zusammenbruchs hier vor, obwohl sie erst das Ergebnis der Analyse ist.

Aus verschiedenen Erzählungen ergab sich für Herrn Schreiber das Bild von seiner Mutter als einer jungen, unglücklichen Frau, die durch die Affäre mit einem deutlich älteren, verheirateten Arzt aufgeblüht sei. Sie wurde schwanger, wobei offen ist, ob dies ungeplant geschah oder ein Versuch war, den Mann an sich zu binden. Um ihrem dominanten Vater zu entkommen, ging sie zu den Eltern dieses Mannes, wo sie als dessen Affäre allerdings kaum freundlich aufgenommen worden sein dürfte. Sie bekam direkt nach der Geburt Masern und es kam zu Komplikationen. Sie wurde längere Zeit vom Säugling getrennt und in einem Krankenzimmer isoliert, was einen Zusammenbruch der Mutter-Kind-Beziehung bedeutete.

Winnicott (1974 [1966]) bringt beim frühen Verlassenwerden des Kindes die Zeitdauer der Trennung zur Geltung, formuliert sie aber *subjektiv* aus Sicht des Kindes:

> »Das *Gefühl*, daß die Mutter da ist, dauert x Minuten. Wenn die Mutter länger als x Minuten weg ist, verblaßt ihr Bild, und damit verringert sich die Fähigkeit des Kindes, das Symbol der Einheit mit der Mutter zu verwenden. Das Kind ist verzweifelt, aber diese Verzweiflung wird bald behoben, wenn die Mutter nach x + y Minuten zurückkommt. In x + y Minuten hat sich das Kind nicht verändert. Aber in x + y + z Minuten ist das Kind *traumatisiert* worden. In x + y + z Minuten kann die Rückkehr der Mutter die Veränderung beim Kind nicht mehr beheben. Traumatisierung bedeutet, daß das Kind einen *Bruch* in der Kontinuität des Lebens erlebt hat, so daß jetzt primitive Abwehrmechanismen aufgebaut werden, mit denen es sich gegen eine Wiederholung der ›undenkbaren Angst‹ […] wehrt« (S. 113; Hervorh. L.M.).

Andere Objekte können dabei helfen, diesen Bruch aufzufangen, und können an die Stelle der Mutter treten. Herrn Schreibers Vater sei jedoch kaum da gewesen. Es wird erzählt, er sei enorm ehrgeizig gewesen, habe viel gearbeitet und habe auch in seiner Freizeit zur Übung Ratten aufgeschlitzt, zur Verbesserung seiner chirurgischen Fähigkeiten. Es ist auch schwer vorstellbar, dass sich die Eltern des Vaters gern und liebevoll um die erkrankte Affäre ihres verheirateten Sohnes und deren uneheliches Kind kümmerten. Die Mutter beschreibt die Atmosphäre in diesem Haus später als »eisig«. Möglicherweise hat die Wochenbettisolierung auch traumatische Gefühle in ihr reaktualisiert. Erst am Ende seiner Analyse erfuhr Herr Schreiber von seiner Mutter, dass sie als Kind von ihrem ausgesprochen dominanten Vater immer wieder lange eingesperrt worden sei, was eine Variante von »lebendig begraben sein« darstellt.

Nach wenigen Monaten kehrte die Mutter zu ihren eigenen Eltern zurück und begann wieder voll zu arbeiten, Felix Schreiber kam in einen Ganztageshort. Aus verschiedenen Quellen hörte Herr Schreiber, er sei ein

»pflegeleichtes und selbstgenügsames Kind« gewesen, das scheinbar unbeeindruckt auf dem Boden gespielt habe, während seine Mutter »immer nur weinend« am Tisch gesessen sei. Sein sich oft wiederholendes »Spiel« habe darin bestanden, monoton den Inhalt einer Schublade wieder und wieder aus- und einzuräumen.

Durch massiven Druck des Vaters der Mutter, die Beziehung zu dem Arzt endlich zu legalisieren, und durch den Kauf einer Wohnung durch ihn, damit die Eltern von Herrn Schreiber zusammenkommen, schien es zwischenzeitlich, als würden diese zusammenziehen und sogar heiraten, sobald Herrn Schreibers Vater geschieden ist. Herr Schreiber erhielt im Vorausgriff darauf tatsächlich bereits den Nachnamen des Vaters. Unmittelbar vor dem Einzug in die neue Wohnung gingen sie zu dritt in den ersten gemeinsamen Urlaub, der von der Mutter als »idyllisch« geschildert wird. Nach diesem »Urlaubsidyll«, bei dem die Mutter erneut aufblühte, verschwand der Vater von einem Tag auf den anderen in ein anderes Land. Erst später erfuhr die Mutter, dass er seinen Wegzug schon vor dem »idyllischen« Urlaub heimlich vorbereitet hatte und in dem neuen Land wieder mit seiner Ehefrau und seinen Kindern zusammenlebte. Dass sich dieses Idyll als Illusion und Lüge erwies, führte zu einem erneuten Zusammenbruch der Mutter. Danach war sie für längere Zeit ganz weg – »zur Erholung«.

Kaum zurück, musste Felix Schreiber für eine Operation ins Krankenhaus. Seine erste Kindheitserinnerung sei diese:

> *Ich liege im OP-Saal, eine Kanüle im Arm. Die Ärzte stehen weit weg, mit Mundschutz, distanziert-kühl. Sie reden untereinander, keiner redet mit mir. Ich fühle mich verloren, einsam. Irgendwann wirkt die Narkose. Ich schlafe ein.*

Als er aus dem Krankenhaus entlassen wurde, erkannte er seine Mutter nicht mehr. Sie sagt, er habe nicht mehr auf sie reagiert, und mutmaßt, er habe sich wohl »entwöhnt«. Herr Schreiber war zu diesem Zeitpunkt 18 Monate alt. Er äußerte später das Gefühl, aus dieser Narkose nie wieder erwacht und seither »lebendig begraben« zu sein.

Der ungarische Psychoanalytiker Sándor Ferenczi, ein Pionier auf dem Gebiet der Behandlung schwer regredierter Patientinnen und Patienten, beschreibt in seinem klinischen Tagebuch (1988 [1932]) dieses Phänomen als

> »›Aufgeben des Geistes‹ mit der vollen Überzeugung, daß dieses Selbstaufgeben […] den Tod bedeutet. […] Der den Geist aufgegeben Habende überlebt also körperlich den ›Tod‹ und beginnt mit einem Teile seiner Energie wieder zu leben; […] allerdings meistens mit Erinnerungsausfall […]. Doch gerade dieses anamnestische Stück ist eigentlich ein Stück der Person, die immer noch ›gestorben‹ ist oder sich dauernd in der Agonie der Angst befindet« (S. 81).

Dieses »anamnestische Stück« ist der Teil in Herrn Schreiber, der »lebendig begraben« ist.

Herrn Schreibers Mutter war entweder real abwesend oder seelisch nicht präsent bzw. verzweifelt unerreichbar. André Green (1993) beschreibt mit seiner Metapher der »toten Mutter« die Erfahrung des Kindes mit einer innerlich abwesenden, depressiv zurückgezogenen Mutter, »eine[r] Mutter, die am Leben bleibt, die aber sozusagen psychisch tot ist, tot in den Augen des kleinen Kindes, für das sie zu sorgen hat« (ebd., S. 205). Das führe einerseits dazu, dass das Kind die Besetzung von der seelisch nicht erreichbaren Mutter abziehe, zugleich aber auch dazu, sich mit dieser »toten Mutter« zu identifizieren, weil, wie Erika Kittler (1991) schreibt,

> »diese Identifikation die einzige Möglichkeit der Wiedervereinigung mit der Mutter darstellt. Es wird hinfort damit beschäftigt sein, das Grab der ›toten Mutter‹ zu hüten, die ›tote Mutter‹ zu nähren und sie am Leben zu halten« (S. 139).

Und das führe dazu, betont Green (1993), dass »ein Teil des kindlichen Ich in der mütterlichen Nekropole [lebendig; L. M.] begraben wird« (ebd., S. 234).

Ich denke daher, mit 18 Monaten fand bei Herrn Schreiber unbemerkt und bereits zum wiederholten Mal ein »*Bruch* der […] *persönlichen Kon-*

tinuität der Existenz« statt (Winnicott 1974 [1966], S. 113; Hervorh. i. O.). Nach einem solchen Bruch »muß ein Kind neu beginnen und ist dabei für immer der Wurzeln beraubt, die eine Kontinuität mit dem eigenen Ursprung bieten könnten« (ebd.). Das stellt das Kind vor ein gravierendes Problem, denn

> »ein Individuum kann sich nicht aus den Wurzeln seines Ichs entwickeln, wenn jene völlig getrennt sind vom psychosomatischen Erleben [...]. Genau an diesem Punkt nimmt die Intellektualisierung der Ich-Funktionen ihren Anfang« (Winnicott 1991 [1974], S. 1126).

Diese Verbundenheit mit den eigenen Wurzeln, der Einheit mit der Mutter, der Einheit von Körper und Seele, von Intellekt und Affekt, ist jedoch die Voraussetzung dafür, sich wirklich *lebendig* zu fühlen.

Freud hat nicht den Begriff des »Bruches« verwendet, sondern den des »Einrisses im Ich« (1940e, S. 60).[3] In Freuds Terminologie könnte man sagen, mit 18 Monaten fixierte sich bei Herrn Schreiber ein »Einriß in der Beziehung des Ichs zur Außenwelt« (Freud 1924b [1923], S. 389), der »eine Abziehung der vom Ich ausgeschickten Besetzung« (ebd., S. 391) dieser Außenwelt ebenso nach sich zog wie einen Einriss in der Beziehung des Ichs zu seiner Innenwelt.

Was sich nun für die Analyse als extrem schwierig erweisen sollte, war diese kurze Phase in Herrn Schreibers früher Kindheit, als alles auf das Zusammenziehen und die Hochzeit der Eltern hinzudeuten schien und seine Mutter wieder aufblühte. Ich denke, auch Herr Schreiber hat es da noch einmal riskiert, seine Objekte libidinös zu besetzen. Aber diese Hoffnung wurde erneut enttäuscht – der Vater verschwand und die Mutter wurde wieder depressiv und verschwand ebenfalls. Er schien sich danach geschworen zu haben, sich nie wieder so auf eine Beziehung einzulassen. Deshalb wurde seine Angst gerade dann am größten, wenn jemand Bedeutung für ihn bekam. Diese Zeit der Hoffnung und des »Aufblühens« wurden für die

3 Zum Freud'schen Terminus des *Einrisses* vgl. auch Danckwardt (2006).

Behandlung deswegen so relevant, weil die eigentlich erwünschte Hoffnung in der Analyse für ihn zum *Gefahrensignal* wurde. Wenn es gut lief, er sich entspannte und Hoffnung bekam, gerade dann war die Gefahr für ihn am größten. Bevor er erleben musste, erneut traumatisiert und fallengelassen zu werden, wurde sein »Lebenstrieb« vom »Todestrieb« lebendig begraben.

Dass er seine Mutter nicht mehr erkannte, deutete diese als »Entwöhnung« und seine infantile anaklitische Depression als »Selbstgenügsamkeit«. Solche Deutungen sind Beispiele für das, was Winnicott meint, wenn er schreibt, es sei »leichter für einen Patienten, sich an ein Trauma zu erinnern, als daran, daß nichts geschah, wenn etwas hätte geschehen sollen« (Winnicott 1991 [1974], S. 1124), etwas wie die Einfühlung der Mutter in die prekäre Situation des Kindes.

Auf diese »Einfühlungsverweigerung« seiner Mutter reagierte Herr Schreiber mit etwas, für das er im Laufe seiner Analyse den Begriff »Einfühlungsexzess« fand. Er versuchte sich exzessiv in die Mutter einzufühlen und sich nicht nur selbst zu halten, sondern auch zum Halt der Mutter zu werden. Der »Einfühlungsexzess« ist ein Mechanismus, den schon Ferenczi (1933) in seiner Konzeptualisierung eines »gelehrten Säugling[s]« (S. 13) beschrieben hat:

> »Die Angst vor den [...] verrückten Erwachsenen macht das Kind sozusagen zum Psychiater, und um das zu werden und sich vor den Gefahren seitens Personen ohne Selbstkontrolle zu schützen, muß es sich mit ihnen zunächst vollkommen zu identifizieren wissen« (ebd.). »Eine ihre Leiden klagende Mutter kann sich aus dem Kinde eine lebenslängliche Pflegerin, also eigentlich einen Mutterersatz, schaffen, die Eigeninteressen des Kindes gar nicht berücksichtigend« (ebd.).

Ferenczi spricht hier beim Kind von »traumatischer (pathologischer) Progression« (ebd.), im Gegensatz zur Regression. Diese pathologische Progression (heute würde man von Parentifizierung sprechen) komme »unter dem Drucke der traumatischen Notwendigkeit« (ebd.) zustande.

Herr Schreiber berichtete, dass ihm einmal gesagt worden sei, seine Mutter sehe oft aus, »als würde ein Super-GAU bevorstehen«. Eine Variation seines »Einfühlungsexzesses« bestand dann in seiner Phantasie, er könne die Brennelemente der Mutter kühlen, indem er zum Kühlwasser im mütterlichen Reaktor werde, um *in* der Mutter den Super-GAU zu verhindern. Wenn sie Hilfe brauchte, ihn »verzweifelt und flehentlich« angeschaut habe, habe er sie unterstützt, weil er dachte: »Wenn ich es nicht tue, dann bricht sie zusammen und dann bricht *alles* zusammen.« Seine Wut habe er für sich behalten, und sein eigenes »Atomkraftwerk«, wie beim Reaktor in Tschernobyl, unter einem »Betonsarkophag« (lebendig) begraben.

Herrn Schreibers Parentifizierung wurde später eindrücklich in Szene gesetzt, als seine Mutter ihn mit zum Notar nahm, um ihm die Vorsorgevollmacht für sie zu übertragen, als er selbst schon seine Arbeitsstelle gekündigt hatte und schwer depressiv auf den Analysebeginn wartete. Hier sollte seine Verantwortung für sie sogar juristisch fixiert werden.

Über das erste Trauma (der Zusammenbruch der frühen Mutter-Kind-Beziehung) und das zweite Trauma (der erneute Zusammenbruch von Mutter und Kind nach der heimlichen Flucht des Vaters) legte sich anschließend noch ein drittes Trauma, denn die Erinnerung an diese ersten beiden Lebensjahre versuchte die Familie komplett auszulöschen: Die Mutter heiratete einen anderen Mann, als Felix Schreiber drei Jahre alt war. Er wurde von diesem Mann adoptiert und bekam nun dessen Nachnamen. Von der Frühgeschichte wurde nie mehr gesprochen. Er wuchs im Glauben auf, der Adoptivvater sei sein Vater und sie seien eine »Hochglanzprospektfamilie«. Erst im Verlauf der Analyse fand er heraus, dass er auch von seiner Mutter adoptiert worden war. Die Rechtspraxis der Adoption durch die leibliche Mutter ist inzwischen abgeschafft, war damals aber noch möglich und hatte den Sinn, alle juristischen Verbindungen zum Vater komplett zu löschen. Das heißt, Herr Schreiber hat gegenüber seinem leiblichen Vater weder Unterhaltsansprüche, noch ist er erbberechtigt, selbst in der Geburtsurkunde ist der Vater gelöscht. Juristisch ist es, als habe der Vater nie existiert! Damit ist seine ganze Frühgeschichte nicht nur vergessen, sondern juristisch formell *gelöscht*.

Als Herr Schreiber sehr spät herausfand, dass er adoptiert worden war, konnte er an dem Narrativ der verschwiegenen Adoption ein zunächst nur diffuses, für ihn nicht fassbares, tieferliegendes Gefühl konkretisieren, bisher ein *falsches* Leben gelebt zu haben. Die Konfrontation mit der verschwiegenen Adoption brachte ihn, zusätzlich zur Überforderung im Beruf, an den Rand des Zusammenbruchs (mit hypochondrischen Ängsten, Panikzuständen, Erbrechen, Derealisations- und Depersonalisationserleben).

Er konfrontierte seine Mutter mit seiner Entdeckung. Herr Schreiber berichtet, dass sich diese Konfrontation wie ein »Boxkampf gegen Nebelschwaden« angefühlt habe. »Meine Mutter schwieg laut.« Der Adoptivvater habe sich ganz herausgehalten. Als letzten Rettungsversuch recherchierte Herr Schreiber die Adresse seines leiblichen Vaters und suchte ihn auf. Der gab ihm aber bei ihrem einzigen Treffen zu verstehen, dass er mit ihm nichts zu tun haben wolle. Er sehe wie der Vater der Mutter aus, den er hasse.

Danach kündigte Herr Schreiber seine Anstellung, und der Zusammenbruch wurde manifest. Er hatte sich in seiner Not noch einmal an die Eltern gewandt und fühlte sich erneut fallengelassen. Es war eine Retraumatisierung, die zum Auslöser für seine massive Regression wurde, die zugleich zur Rücknahme einer »traumatischen Progression« (Ferenczi) führte sowie zur Zerstörung seines »falschen Selbst« (Winnicott 2002 [1960]).

Es gab noch letzte Versuche, diese Regression irgendwie aufzuhalten: zuerst mithilfe von Psychopharmaka, die aber sein Gefühl verstärkten, unter deren Einfluss noch mehr ein »falsches Leben« zu führen; dann mithilfe einer psychologischen Beraterin, die ihm aber bald zu einer Therapie riet, weil eine Beratung »zu wenig« sei; und auch die tiefenpsychologische Therapeutin, bei der er sich wohlgefühlt hatte, befand bald, dass er »mehr« brauche, und verwies ihn an die psychoanalytische Ambulanz, wo Herr Schreiber schließlich bei mir strandete.

Ein Ort zwischen Leben und Tod

Herr Schreiber würde am liebsten auf der Couch liegen bleiben und nicht mehr aufstehen. Eine Stunde Analyse am Tag sei zu wenig, er bräuchte 24 Stunden am Tag. Er hat gleichzeitig Angst, so zu regredieren und jegliche Würde zu verlieren, dass er irgendwann auf meine Fütterung angewiesen sei, um in diesem Zustand der absoluten Abhängigkeit dann von mir verlassen zu werden. Immer wieder droht er mit dem Abbruch der Behandlung, mit Wegzug, und vor allem immer wieder mit Suizid. Er lässt mich oft im Ungewissen, ob er zur nächsten Stunde wieder erscheinen wird. Der Suizid als Ausweg, um diesen Ort zwischen Leben und Tod verlassen zu können, schwebt tatsächlich jahrelang über der Analyse.

In der ersten Analyseunterbrechung während der Sommerferien geht Herr Schreiber in die Psychiatrie. Als ihm dort aber gesagt wird, dass er die Analyse während der stationären Behandlung nicht fortführen könne, entscheidet er sich gegen den Klinikaufenthalt.

Herr Schreiber ist überzeugt, dass alle ihn hassen würden und froh wären, wenn er endlich tot sei und dieser »Schandfleck der Familie« endgültig ausgelöscht wäre. Dann müsse nie mehr darüber geredet werden. Ihm fällt dazu wiederholt *Die Verwandlung* von Franz Kafka ein und das Schicksal des Protagonisten Gregor Samsa – ein Ungeziefer, allein und isoliert in einem kleinen Zimmer. Er denkt, dass seine Mutter ihn nach der Geburt am liebsten umgebracht hätte, und hat wiederholt die Phantasie (die sich wie eine Erinnerung anfühle), wie sie sich über sein Kinderbett beugt und ihn mit einem Kissen zu ersticken versucht. Er hat über Monate hinweg das ihn bedrängende Bild eines Brotmessers an seiner Kehle, wenn er zu Hause im Bett liegt, und hat große Angst, völlig verrückt zu werden.

Seine Regression ist zweifellos massiv, aber doch nicht total. Die basale Grundversorgung kann er leisten. Er kauft ein, kocht für sich, putzt die Wohnung, legt sehr viel Wert auf Hygiene, ist immer pünktlich, versäumt nie eine Stunde und überweist seine Rechnung oft noch am selben Tag.[4]

4 Was über die Kassenleistung hinausgeht, finanziert er vom Erbe seines Großvaters und mithilfe der Unterhaltszahlungen seiner Mutter.

Lesen wird für Jahre seine Hauptbeschäftigung. Er liest enorm viel – griechische Mythologie, Sophokles, die *Odyssee,* die Bibel, Ovids *Metamorphosen*, Goethes *Wahlverwandtschaften*, Marquis de Sade, Arthur Schopenhauers *Welt als Wille und Vorstellung*, Gedichte von Arthur Rimbaud, Ernst Jüngers *Stahlgewitter*, viel über das Dritte Reich, Paul Austers *Moon Palace*, Bret Easton Ellis' *American Psycho*, Fernando Pessoa, David Foster Wallace, natürlich Franz Kafka, alles von Roberto Bolaño und alles von Christian Kracht, insbesondere *Faserland*, und vieles, vieles mehr. Er hat ein riesiges Nachholbedürfnis, einen Hunger nach Bedeutung. Und in den Analysestunden spricht er dann jeweils darüber, was er gelesen hat.

Ich verstehe das Lesen weniger als Abwehr durch Intellektualisierung im Sinne Anna Freuds (1980 [1936]), auch nicht als »Rückzugsort« im Sinne John Steiners (1998 [1993]), sondern vor allem als Suche nach Narrativen, in die er seine »unverdauten Fakten« projizieren kann, wie Bion (1990b [1962], S. 53) es formulierte.[5] Diese Narrative helfen Herrn Schreiber offenbar dabei, etwas zu integrieren, denn er sagt ganz klar: »Das Lesen verhindert, dass ich auseinanderfalle.«

Er verteilt seine Projektionen auf viele verschiedene Bücher, denn er liest stets mehrere Bücher parallel, weswegen er für die einzelnen Bücher jeweils Monate benötigt. Er liest im Original: Deutsch, Englisch, Französisch, Spanisch. Stößt er beim Lesen auf ein unbekanntes Wort, macht er sich eine Notiz und schlägt das Wort später nach. Dadurch unterbricht er ständig seinen Lesefluss. Die Wirkung der Bücher wird auf diese Weise abgeschwächt, um das Projizierte möglichst lange draußen zu halten. »Wenn ich ein Buch *am Stück* lesen würde, dann würde ich verrückt!«

Seine Art des Lesens wirft auch Fragen zur Behandlungstechnik auf. Ich verstehe es jedenfalls so, dass auch ich das in mich Projizierte lange in mir aufbewahren muss und in mir diese parallelen Bedeutungsstränge, die nicht zusammenkommen dürfen, durcharbeiten muss und sie ihm nur sehr dosiert und transformiert zurückgeben darf. Zu frühe Deutungen empfindet

5 Dass die Literatur solche Narrative bieten kann, schreibt auch Winnicott in seiner Vorbemerkung zu »Die Angst vor dem Zusammenbruch« (1991 [1974]): »Falls an dem, was ich zu sagen habe, etwas Wahres ist, ist es natürlich längst in der Weltliteratur zum Ausdruck gekommen« (S. 1116f.).

er als ebenso überwältigend wie Filme, die in ihn hineinprojizieren. Er ist ihnen ausgeliefert, wie dem flehenden Blick der Mutter, gegen den er sich nicht abgrenzen konnte.

Als er Pedro Almodóvars Film *Die Haut, in der ich wohne* im Kino sieht, bekommt er an der Stelle des Filmes eine Panikattacke und will das Kino verlassen, als der gefangen gehaltene Protagonist sich bewusst wird, dass er sich in seinen Peiniger verliebt hat (einen Arzt, der ihn entführt hat und ihn operativ in eine Frau verwandelt) und er wegen der *Liebesgefühle* nicht mehr entkommen kann. Herr Schreiber bricht im Kino ohnmächtig zusammen, verletzt sich am Kopf, wird mit dem Krankenwagen ins Krankenhaus gebracht und muss genäht werden.

Ich denke, hier wurde ihm seine eigene Situation auf eine ihn überwältigende Weise vor Augen geführt, der Analyse womöglich nicht mehr entkommen zu können, weil er sich an mich gebunden hat, was auch zu seiner Angst führte, durch die Analyse homosexuell oder zur Frau gemacht geworden zu sein. Ohne Chance, diese Filmprojektion abzuwehren, blieb ihm nur noch die Ohnmacht. Er geht danach nicht mehr ins Kino. Einen Fernseher hat er nicht.[6]

Ebenso überwältigt wird er von seiner Ausweglosigkeit, als er sein Tagebuch wieder liest, das er als Jugendlicher geschrieben hat. Er ist entsetzt, weil er immer wieder monoton genau dasselbe geschrieben habe. Schon damals habe er »Gedankenkreisläufe« gehabt, die am Ende nur immer wieder an ihrem Anfang landen. Es entwickle sich einfach nichts.

6 Interessant ist in diesem Zusammenhang auch, dass ich an diesem Abend, parallel zu Herrn Schreibers Kinobesuch, in einer kollegialen Intervision über die Behandlung spreche und dort die Rückmeldung erhalte, dass ich oft sehr »indirekt« formulieren würde (dass Herrn Schreiber »die Analyse« oder »die Stunden« wichtig seien). Es wurde diskutiert, ob es möglicherweise auch um die Angst des *Analytikers* vor einer persönlicheren Beziehung gehen könnte. Mir wurde dann von der Gruppe empfohlen, die Übertragungsbeziehung viel direkter anzusprechen. Als habe Herr Schreiber dieser Besprechung heimlich zugehört (ein Beispiel für einen »Einfühlungsexzess«), empfängt er mich am nächsten Tag mit seinem Erlebnis im Kino, was mich darin bestärkt, mit Deutungen vorsichtig zu sein.

Er zerschneidet dann das Tagebuch in winzig kleine Fetzen und verteilt sie über viele Mülleimer im ganzen Stadtgebiet, damit sie nicht mehr zusammensetzbar sind. Es ist ein *Angriff auf Verbindungen* im Sinne Bions (1990 [1959]), der aber auch die Sorge um die Belastbarkeit des Objekts enthält: Er verteilt sich auf viele Mülleimer (so, wie er seinen Hunger nach Bedeutung auf viele Bücher verteilt), um dem *einen* Objekt (dem »Container« in der Sprache Bions) nicht zu viel zuzumuten.

So, wie er nicht mehr ins Kino geht oder sein Tagebuch zerschneidet, muss er auch Entwicklungen und aufkommendes Verständnis in der Analyse immer wieder abschwächen oder ganz auslöschen. Wenn ich etwas sage, hört er nicht zu (»Was haben Sie gesagt? Ich habe nicht zugehört.«), oder unterbricht mich (»Ich will nicht hören, was Sie sagen wollen!«), oder das Verständnis, das wir uns erarbeitet haben, ist in der Folgestunde wie ausgelöscht (»Ich habe alles wieder vergessen«, »Ich kann mich an nichts mehr erinnern«, »Ich bin frigide gegenüber der Analyse«). Dadurch entsteht ein Gefühl von Stillstand und Zeitlosigkeit, als würden wir jede Stunde aufs Neue wieder von vorne beginnen müssen.

Sehr verdichtet in Szene gesetzt ist der Prozess des Auslöschens beispielsweise, als ich nach den Ferien die Türe öffne, er meine neuen Schuhe sieht, mich anstrahlt und spontan sagt: »Ich habe auch solche Schuhe. Dann können wir ja im Partnerlook gehen.« Er legt sich hin und wirkt, als sei er erschrocken, was ihm da eben unbedacht herausgerutscht ist. Er sagt schließlich: »Die Schuhe habe ich in Ir[r]land gekauft.« Schweigen. »Dort war ein Konzert der *Killers*.« Schweigen. »Die Band hat sich aufgelöst.« Langes Schweigen. »Der Sänger macht jetzt ein Soloprojekt.«

Ab da beginnt er die Stunde allein zu gestalten und macht so ein »Soloprojekt« daraus. Er habe Bücher über Psychoanalyse gelesen und wisse daher, wie die Übertragungsdeutungen von Analytikern nach Urlaubsunterbrechungen funktionierten. Er deutet sich dann selbst den Einfall mit den *Killers* als Aggression gegen mich wegen der Unterbrechung. Dies ist zwar eine Deutungsoption (Wut darüber, dass ich mit meinem Urlaub ein »Soloprojekt« verfolgt habe), aber ich meine, in diesem Moment war sein spontanes Gefühl nicht Wut, sondern *Freude*, seinen analytischen Partner wiederzusehen. Die Aggression, die darauf folgte, galt zunächst nicht mir, sondern seiner Freude und ist sein Versuch, aus dem *Partnerlook* wieder ein *Soloprojekt* zu machen.

Der Traum nach der Stunde zeigt, wie er bis zur Selbstschädigung versuchen muss, Distanz herzustellen und unsere Verbindung (und die uns verbindenden Schuhe) zu löschen:

> *Wir sind Skifahren im Winter und ich bin barfuß. Ich habe als Einziger keine Skischuhe an.*

Das Gefühl, mit ihm lebendig begraben zu sein – das »unvermeidliche Gefangenwerden«, von dem Winnicott spricht –, erzeugt Herr Schreiber auch durch seine Einfälle. Er assoziiert beispielsweise einen Baum, dessen Wurzeln durch den ganzen Erdball hindurchwachsen, die dann auf der anderen Seite der Erde herauskommen, die Erde umrunden und sich schließlich um den Baum wickeln, von dem sie stammen, und ihn ausreißen. Oder ihm fallen Narrative ein, wie die vom Sisyphos, dessen Stein kurz vor dem Gipfel immer wieder zurückrollt. Oder Bilder wie die von M.C. Escher, z.B. *Treppauf Treppab*, wo man laufen und laufen kann und doch nicht von der Stelle kommt, es sogar unentscheidbar ist, ob es aufwärts oder abwärts geht.

Einmal beschreibt er eine Maschine, die aus einem geschlossenen Kasten besteht, mit zwei Knöpfen vorne drauf: ein *Ein*-Knopf und ein *Aus*-Knopf. Wenn jemand den *Ein*-Knopf drücke, gehe oben ein Deckel auf, eine Hand komme heraus, die drücke dann auf den *Aus*-Knopf, ziehe sich wieder zurück und der Deckel gehe wieder zu. Diese Maschine beschreibt mein Gefühl in diesen Jahren sehr gut. Wenn es mir gelingt, etwas zu sagen, was ihn berührt, etwas in ihm öffnet, Assoziationen, Träume, Affekte oder Einsichten hervorholt, muss er es spätestens in der darauffolgenden Stunde wieder rückgängig machen und den Ausgangszustand wiederherstellen. Das erinnert an sein kindliches Spiel, eine Schublade immer wieder aus- und einzuräumen, sodass objektiv zwar Zeit vergeht, der Zustand aber zeitlos-unverändert bestehen bleibt. Dieses »Spiel« wiederholt sich bedeutungsvoll unentwegt in der Analyse.

Parallel zu seinem vielen Lesen bin auch ich auf der Suche nach psychoanalytischer Literatur, die das fragmentierte und zerschnittene Material der Behandlung zu integrieren vermag. Ich habe in der Zeit noch nicht das Verständnis von »Regression um der Progression willen« (Balint 1970 [1968], S. 161) und der Bedeutung der Angst vor dem Zusammenbruch, das diesem Behandlungsbericht als »Container« dient, sondern suche zunächst in Theorien zur sogenannten *negativen therapeutischen Reaktion* (Freud 1923b) und zum *Todestrieb* (Freud 1920g).

Gegen Ende seines Lebens war Freud (1937c) überzeugt, in manchen Patienten gebe es eine

> »Kraft, die sich mit allen Mitteln gegen die Genesung wehrt und durchaus an Krankheit und Leiden festhalten will […], die wir nach ihren Zielen Aggressions- oder Destruktionstrieb heißen und von dem ursprünglichen Todestrieb […] ableiten« (S. 88).

Eingeführt hatte Freud den Todestrieb in *Jenseits des Lustprinzips* (1920g) anhand seiner Beobachtung des »Fort-Da-Spiels« seines 18 Monate alten Enkels. Wie Herr Schreiber im selben Alter wird auch dieses Enkelkind als sehr »brav« beschrieben. Es »störte nicht« und »weinte nie, wenn die Mutter es für Stunden verließ« (ebd., S. 12). Sein Spiel bestand darin, eine Holzspule, die mit einem Bindfaden umwickelt war, über den Rand seines Bettes zu werfen, sodass sie verschwand, und die Spule dann wieder hervorzuziehen. Das wurde »unermüdlich als Spiel wiederholt« (ebd.). Die unermüdliche Wiederholung des Verschwindens (»Fort«) und Hervorholens (»Da«) erinnert an Herrn Schreibers monotones Schubladenspiel, die Schublade zuerst aus- und danach wieder einzuräumen.

Freud bringt nun dieses Spiel seines Enkels mit dem Fortgehen der Mutter in Verbindung. Das Kind setze »Verschwinden und Wiederkommen […] selbst in Szene« (ebd., S. 13), um »›fortsein‹ zu spielen« (ebd., S. 12). Das Kind gehe dabei aber aus der »Passivität des Erlebens in die Aktivität des Spielens über« (ebd., S. 15). Dem Fortgehen der Mutter war das Kind passiv unterworfen.

> »Das [aktive; L. M.] Wegwerfen des Gegenstandes, so daß er fort ist, könnte die Befriedigung eines im Leben unterdrückten Racheimpulses gegen die Mutter sein, weil sie vom Kinde fortgegangen ist, und dann die trotzige Bedeutung haben: Ja, geh' nur fort, ich brauch' dich nicht, *ich schick' dich selber weg*« (ebd., S. 14; Hervorh. L. M.).

Freuds »Rache-Deutung« passt zu meiner Vorstellung in der Zeit, dass Herr Schreiber in seinem Fort-Da-Schubladenspiel die omnipotente Destruktivität des Auslöschenkönnens und den damit verbundenen »melancholischen Triumph« (Wegner 2004) dem Erleben von Ohnmacht vorzieht.

Heute denke ich, diese Deutung unterschätzt die Rolle des Objekts: sowohl Freuds Rolle als anwesender Großvater des Kindes, der über die Bedeutung von dessen »gelegentlich störende[r] Gewohnheit« nachdenkt, »alle kleinen Gegenstände, deren es habhaft wurde, weit weg von sich [...] zu schleudern« (Freud 1920g, S. 12), als auch die Rolle des ins intersubjektive Geschehen mit einbezogenen Objektes, die Freud nur in dem Nebensatz streift, »daß das Zusammensuchen seines Spielzeugs oft keine leichte Arbeit war« (ebd.). Es gab also offenbar Objekte, die das weggeworfene Spielzeug unermüdlich zusammensuchten und dem Kind wiederbrachten! Das Kind übernahm das Wegwerfen und seine Objekte das Wiederbringen. Das unterscheidet dieses Fort-Da-Spiel von Herrn Schreibers Spiel. Auch Herr Schreiber hatte Anlass, »fortsein zu spielen«, und durfte sich »weggeworfen« fühlen. Er hatte aber kein Objekt, das in sein Spiel mit einbezogen gewesen wäre, das über die Bedeutung dieses Spiels nachgedacht hätte oder das ihm dabei geholfen hätte, die ausgeräumten Sachen wieder mit einzuräumen. Sein Spiel war »monoton« und mutet eher autistisch an.

In der Analyse ist meine Rolle daher eine dreifache: erstens die Rolle eines depersonalisierten »Materialobjekts« (Danckwardt 2006, S. 18), das vom Patienten beispielsweise als Spule verwendet werden kann, die weggeworfen und wieder hervorgeholt wird, oder als Schublade, die ein- und ausgeräumt werden kann, zweitens die Rolle desjenigen, der die weggeschleuderten (zerschnittenen) Elemente zusammensuchen und integrieren soll, und drittens die klassische analytische Rolle, diese Prozesse zu analysieren und zu deuten.

Eine konstruktivere Bedeutung als in Freuds Rache-Deutung bekommt das Wegwerfen bei Joachim Danckwardt (2011), der darin einen Vorläufer der *Verneinung* (Freud 1925h) sieht und eine entwicklungsorientierte Perspektive beschreibt, »von der auslöschenden Handlung zum performativgestischen Nein und zum semantischen Nein« (Danckwardt 2011, S. 148). Herr Schreiber könnte so betrachtet in seinem Schubladenspiel, bei dem er das Hervorgeholte wieder zurücksteckt, das »Nein-Sagen« einüben und auf diese Weise versuchen, die Projektionen der neben ihm am Tisch sitzenden, weinenden Mutter in ihn wegzuräumen. In der Übertragungsbeziehung könnte er diese Rolle dem hinter ihm sitzenden Analytiker zuweisen und dessen Deutungen als Projektionen erleben, die er wegräumen muss.

Ein anderes entwicklungsorientiertes Narrativ der negativen therapeutischen Reaktion finde ich bei Ferenczi (1988 [1932]), der sich in seinem klinischen Tagebuch auch mit der Frage beschäftigt, warum in manchen Analysen das »Erreichte nach Ablauf der Stunde zum größten Teil wieder zerstört« (S. 52) wird. Er spricht in diesem Zusammenhang von einer »penelopischen Wiederholung von Aufbau und Zerstörung« (ebd.), nach der Figur der Penelope aus Homers *Odyssee*. Diese wehrte ihre zahlreichen Freier während der langen Abwesenheit ihres Gatten ab, indem sie vorgab, zuvor erst noch ein Totentuch weben zu müssen. In der Nacht jedoch trennte sie das Totentuch, das sie am Tage gewebt hatte, stets wieder auf. Das Ziel von Penelopes »negativer therapeutischer Reaktion« (im Sinne des Wiederauftrennens der gewebten Verbindungen) ist jedoch kein destruktives, sondern eines, bei dem es darum geht, Zeit zu gewinnen bis zum Wiederfinden des verloren gegangenen, aber sehnsüchtig erwarteten Objektes (Odysseus).

Allerdings hat Penelope Odysseus nach seiner langen Abwesenheit ebenso wenig wiedererkannt, wie Felix Schreiber als Kind seine Mutter nach deren Abwesenheit wiedererkannt hatte. Odysseus musste sich erst in einem längeren Prüfungsprozess als das verlorene Objekt erweisen und sich nicht damit zufriedengeben, dass Penelope sich offenbar »entwöhnt« hat. Und auch als Analytiker musste ich erst eine Reihe von Prüfungen bestehen, um mich für Herrn Schreiber als das verloren gegangene und sehnsüchtig erwartete Objekt zu erweisen.

Behandlungstechnische Überlegungen zu Winnicotts Konzept

Eine ähnliche Metapher wie die von Herrn Schreiber gewählte des Lebendig-begraben-Seins verwendet Winnicott (2008 [1955a]), wonach sich das Selbst gegen das frühe Umweltversagen »durch ein *Einfrieren* der verfehlten Situation« (S. 163; Hervorh. L. M.) verteidigt.

> »Damit geht die unbewusste Annahme beim Patienten (die zu einer bewussten Hoffnung werden kann) einher, dass es zu einem späteren Zeitpunkt Gelegenheit für eine erneute Erfahrung geben wird, in der die verfehlte Situation wieder aufgetaut und noch einmal erlebt werden kann« (ebd.).

Geht Winnicott hier noch davon aus, dass nach einer Gelegenheit gesucht wird, diese Situation »noch einmal« zu erleben, präzisiert er in seinem später entwickelten Zusammenbruchskonzept, dass es darum gehe, diesen in der Zukunft befürchteten, in der Vergangenheit aber längst erfolgten Zusammenbruch unter besseren Umständen *erstmals* zu erleben und in die eigene gegenwärtige Erfahrung aufnehmen zu können, um ihn so in die Vergangenheit gelangen lassen zu können. Bei diesem therapeutischen Zeitkonzept, so beschreibt es Bernd Nissen (2016), komme der drohende Zusammenbruch in der Analyse vermeintlich

> »aus der Zukunft auf das [analytische; L. M.] Paar zu, so dass der Zusammenbruch in der Gegenwart da ist und in Folge Vergangenheit werden kann« (S. 141).

Bessere Umstände als damals sind nach Winnicott gegeben, wenn sich der Patient im Rahmen einer Analyse in einem Zustand der sogenannten *Regression auf Abhängigkeit* befindet, in einer Umwelt, die sich diesmal allerdings angemessen anpasst. Winnicott (2008 [1956b]) unterscheidet zwischen dem *Rückzug* des Patienten, der versucht sich *selbst* zu halten und der *Regression* (auf Abhängigkeit), bei der sich der Patient vom Analytiker (bzw. dem Setting) halten lässt. Wenn ein Patient aus dem Rückzugszustand wieder auftaucht, hat er sich nicht verändert. Aus einer Regression jedoch kann er verändert hervorgehen. Das heißt, Winnicott fasst eine solche Regression nicht als Abwehr, sondern als Teil des Heilungsvorgangs auf. Diese Art der Traumatherapie geht davon aus, dass die Analyse Gelegenheit für eine erneute Erfahrung bietet, jenes »Detail der Vergangenheit« (Winnicott 1991 [1974], S. 1121) wiederzufinden, nach dem der Patient verzweifelt sucht. Dann kann er diesen eingefrorenen (lebendig begrabenen) Teil von sich wieder in »seine eigene gegenwärtige Erfahrung aufnehmen« (ebd.), um wieder ein »ganzer« Mensch zu werden. Das gegenwärtige Erleben des früheren Zusammenbruchs lässt ihn zu einer handhabbaren Erfahrung werden.

Wenn es nicht möglich ist, sich an ein so frühes Trauma zu *erinnern*, kann eine solche Analyse, im Gegensatz zur klassischen Analyse, auch nicht in der Aufhebung der Verdrängung bestehen, um das Trauma zu einem Teil der Vergangenheit werden zu lassen.

> »In diesem Fall ist der einzige Weg für den Patienten, sich zu ›erinnern‹, der, das Vergangene erstmals in der Gegenwart, d. h. in der Übertragung, zu erleben« (ebd., S. 1122).

In der Analyse kommt dann das Symptom (ein *objektloser* Zustand ewigen Fallens) in die Übertragung (durch das Objekt *Analytiker* fallen gelassen zu werden). »[D]ann werden Fehler und Irrtümer des Analytikers zu unmittelbaren Gründen für [...] den Ausbruch der Angst vor dem Zusammenbruch« (ebd., S. 1117). Der Zusammenbruch geht so durch eine Objektbeziehung hindurch. Mit den Fehlern und Irrtümern des Analytikers aber kann der Patient umgehen (sofern sie nicht überhandnehmen),

> »*denn er kann jeden technischen Fehler des Analytikers der Gegenübertragung zuschreiben.* Mit anderen Worten, der Patient bringt allmählich das ursprüngliche Versagen der fördernden Umwelt unter den Einfluß seiner Omnipotenz« (ebd., S. 1120f.; Hervorh. L. M.).

Dies ist nun ein ganz entscheidender Punkt: Den längst geschehenen Zusammenbruch in der Analyse zu erleben, ist *nur dann* nicht retraumatisierend, wenn der Patient das Versagen des Analytikers unter dem Einfluss seiner »Omnipotenz« sieht (besser geeignet finde ich hier den Begriff *Selbstwirksamkeitserwartung*).

Es gibt für Winnicotts Traumatherapiekonzept also eine wichtige Voraussetzung, die ich nachfolgend deutlich zu machen versuche. Der Patient kann das Versagen des Analytikers nur dann unter den Einfluss seiner »Omnipotenz« bringen, wenn er die Gegenübertragung im Sinne Paula Heimanns (2016 [1950]) wirklich als *seine* »Schöpfung« erlebt. Dass ein Patient das Versagen des Analytikers seiner eigenen Omnipotenz zuschreibt, ist allerdings keineswegs selbstverständlich. Heinrich Racker (1978 [1959]) hat zu Recht darauf hingewiesen, dass genauso gut die gegenteilige Richtung denkbar sei und die Gegenübertragung zur Ursache der Übertragung werden könne (S. 155).

Ich meine, dass das Konzept der »projektiven Identifizierung« hilfreich dabei ist, zu verstehen, wie es zu dem Gefühl des Patienten kommen könnte, die Gegenübertragung des Analytikers sei die Schöpfung des Patienten. Der Begriff stammt von Melanie Klein (2000 [1946]). Sie hat die projektive Identifizierung zunächst als *intra*psychischen Abwehrvorgang beschrieben (Projektion unerträglicher Inhalte in ein *inneres* Objekt, das mit diesem Inhalt identifiziert wird), wohingegen Wilfried Bion (1990 [1959]) die kommunikative Funktion dieses Mechanismus hervorgehoben hat (Projektion dieser Inhalte in ein *äußeres* Objekt, das sich mit diesen Inhalten identifiziert).

Schon Freud (1912e) hat Analytikern bekanntlich den Rat gegeben, »dem gebenden Unbewußten des Kranken sein eigenes Unbewußtes als empfangendes Organ zuwenden« (S. 381), und hat so die Gegenübertragung in den Rang eines Behandlungsinstrumentes gehoben.[7] Bion hat

7 Ich habe an anderer Stelle zu zeigen versucht, dass Freud lange vor der Konzeptualisierung der Gegenübertragung als Behandlungsinstrument bereits in seiner ersten Krankengeschichte (Freud 1892–1893) seine Gegenübertragung ernstgenommen, beschrieben und intuitiv genutzt hat (Morbitzer 2018b).

dieses »empfangende Organ« näher konzeptualisiert (z.B. 1990a [1962], 1990b [1962]) und es »Container« genannt. Patienten können ihre unbewussten Inhalte (Contained) hier »hineinlegen«.

James Grotstein (2006) hat berechtigterweise darauf hingewiesen, dass es natürlich nicht möglich ist, etwas in ein Objekt »hineinzulegen«, und hat den ungleich komplizierteren Weg der unbewussten Kommunikation beschrieben, den er »projektive Trans-Identifizierung« nennt. Die Formulierung »hineinlegen« geht indes von der *Erfahrungsebene* aus, dass Patienten das Gefühl haben, etwas im Analytiker untergebracht zu haben, und Analytiker das Gefühl haben, es sei etwas in sie hineingelegt worden.[8]

Vom Mechanismus der projektiven Identifizierung hatte Herr Schreiber allerdings als »Sonnyboy«, der sich allen gegenüber »leicht« zu machen versuchte, nie hinreichend Gebrauch machen können. In seiner Abiturzeitung stand über ihn: »Traum aller Schwiegermütter«. Seine Sorge, seinen Objekten zu viel zu werden, konnte äußerst zwanghafte Züge annehmen. Sollte er etwa jemandem, der ihn besucht hatte, schreiben: »Der Nachmittag war schön.« oder: »Der *gemeinsam* verbrachte Nachmittag war schön.«? Er hatte Angst, er werde dem anderen bereits zu viel, wenn er »gemeinsam« schreibt, so als habe er das Objekt dann schon zu sehr vereinnahmt.

Seinem »Einfühlungsexzess« stand die Einfühlungs*verweigerung* seiner Objekte gegenüber. Nur drei Beispiele: Seiner schon als Kind geäußerten hypochondrischen Angst, einen Herzinfarkt zu erleiden, sei sachlich entgegnet worden: »Ein Herzinfarkt in dem Alter ist eher unwahrscheinlich.«

8 Metapsychologisch ist es auch nicht korrekt zu sagen, der Zusammenbruch werde in ein Objekt »hineingelegt«, weil ein Zusammenbruch so definiert ist, dass in ihm kein Objekt existiert, was aber die Voraussetzung für projektiv-identifizierende Prozesse wäre (vgl. Nissen 2016). Diese Beschreibung setzt an der Erfahrungsebene an, dass die Angst vor dem Zusammenbruch und eine Ahnung von der Gewalt eines solchen Zusammenbruchs in der Gegenübertragung durchaus erlebt werden kann. Das Erleben eines nahenden Zusammenbruchs in der Gegenübertragung dient als Vorfeldphänomen der Schaffung von Container-Contained-Strukturen. Diese neu geschaffenen Strukturen geben dann die Hoffnung ab, dass eine Aufhebung gelingen kann, auch wenn es nie gesichert ist. Der Zusammenbruch selbst muss sich dann in der Beziehung ereignen, um zu werden (pers. Mitteilung Nissen 2021).

Seine Aussage, er schäme sich in der Öffentlichkeit, weil er anders aussehe als seine (Halb-)Geschwister, sei konkretistisch relativiert worden: »Geschwister sehen nie genau gleich aus.« Und einmal vergaßen seine Eltern ihn sogar im Urlaub an einer Raststätte und fuhren ohne ihn weiter.

In der Analyse nutzte Herr Schreiber diesen Mechanismus dafür umso exzessiver; sie bot ihm die Gelegenheit, wie Bion (1990 [1959]) in einer Fallbeschreibung schildert, »einen Mechanismus auszuprobieren, um den er betrogen worden war« (S. 121). Bion geht dabei über den diagnostischen Wert der Gegenübertragung hinaus, mit dessen Hilfe der Analytiker »das Unbewusste des Patienten *erforschen* kann« (Heimann 2016 [1950], S. 112; Hervorh. L. M.). Es gehe auch darum, etwas stellvertretend für das noch unreife Ich des Patienten zu *bewältigen*. Der Analytiker müsse die Todesangst des Patienten – hier die Angst, endlos zu fallen – »in sich hineinnehmen und auf diese Weise *selbst* erleben« (Bion 1990 [1959], S. 123; Hervorh. L. M.), ohne »der Angst selbst zum Opfer« zu fallen (ebd.). Im Analytiker müsse die Angst dann »lange genug [...] ruhen dürfen« (ebd., S. 122) und von dessen »Psyche modifiziert werden« (ebd.), um den erträglich gewordenen und infolgedessen wachstumsstimulierenden Teil seiner Persönlichkeit dem Patienten wieder zur Verfügung zu stellen, um von diesem dann »gefahrlos reintrojiziert werden zu können« (ebd.). Das wachstumsstimulierende Element in der Todesangst ist für Bion (1990b [1962]) »*der Wille zum Leben*, der da sein muß, bevor es eine Todesangst geben kann« (S. 155; Hervorh. L. M.).

Für Thomas Ogden (1979) ist die Bereitschaft des Analytikers, die Projektionen des Patienten aufzunehmen, sie stellvertretend mit dem reiferen emotionalen System zu verdauen und dem Patienten dann wieder zur Verfügung zu stellen, »die Essenz dessen, was für den Patienten therapeutisch ist« (S. 363; Übers. L. M.). Auch für Winnicott (2008 [1947]) sind manchmal »die Gegenübertragungsphänomene das Wichtigste in der Analyse« (S. 68).

Jacques Press (2017) hat die Rolle der Gegenübertragung gerade in solchen Analysen wie der von Herrn Schreiber, in denen es um einen Zusammenbruch geht, hervorgehoben. Denn zu versuchen, hinter den Abwehrbewegungen der Patienten den drohenden Zusammenbruch herauszuhören,

»modifiziert den Stellenwert der Gegenübertragung für den Analytiker« (S. 72). Einerseits gebe es die Notwendigkeit, die »schneidende Schärfe« (ebd., S. 80) dieser Angst vor dem Zusammenbruch »ein Stück weit *selbst* erfahren [zu] haben. Sonst riskiert man, das zu verpassen, was für den Patienten essentiell ist« (ebd.; Hervorh. L. M.); zugleich gebe es einen »Gegenübertragungswiderstand [...], mit dem wir vermeiden, in der analytischen Szene erleben zu müssen, was in diesen Situationen wirklich auf dem Spiel steht« (ebd., S. 78).

Press (2018) unterscheidet dabei zwei »innere Haltungen« (S. 284) gegenüber einem Patienten: Die eine nehme »gegenüber einem hilflosen und durch sein Gefühl von Unzulänglichkeit verletzten Patienten den Platz des wissenden Analytikers ein« (ebd.), wohingegen Winnicott die Frage umgekehrt stelle: »[W]elche Arbeit und welche schwierige und schmerzhafte zusätzliche Entwicklung muss der *Analytiker* durchlaufen, um diese Zonen des (Nicht-)Funktionierens angehen zu können?« (ebd.; Hervorh. L. M.). Der Zusammenbruch müsse vom Analytiker daher

> »zuerst so körperlich wie möglich erlebt werden, um anschließend – aber erst anschließend – gedacht zu werden und seinen psychischen Echo-Status zu erhalten. Erst wenn der Analytiker diesen schwierigen Weg gegangen ist, wird er fähig sein, ihn mit seinem Patienten zu teilen« (S. 294).

Den Analytiker »das Geschehen spüren lassen« ist auch für Danckwardt (2004, S. 89) eine andere Art von Kommunikation, als wenn das Leid der Patienten lediglich »biographisch zitiert und intellektuell durchdekliniert« (ebd.) wird. Freud (1915e) weist darauf hin: »Das Gehörthaben und das Erlebthaben sind zwei nach ihrer psychologischen Natur ganz verschiedene Dinge, auch wenn sie den nämlichen Inhalt haben« (S. 275). Das gilt auch für eine Deutung, die mit demselben Inhalt ganz unterschiedlich wirken kann, je nachdem ob der Analytiker die Dinge, über die er spricht, wenigstens ansatzweise selbst erlebt und bewältigt hat oder nicht. Irma Brenman Pick (1991 [1985]) macht daher zu Recht auf die Notwendigkeit und Bedeutung des *Durcharbeitens der Gegenübertragung* aufmerksam und stellt die Frage,

> »ob der eigentliche Unterschied zwischen einer wirklich tiefen und einer oberflächlichen Deutung nicht weniger das Problem betrifft, welche Ebene angesprochen wird, als vielmehr das Ausmaß, in dem der Analytiker mit der Formulierung der Deutung den Prozeß auch *innerlich durchgearbeitet* hat« (S. 49; Hervorh. L. M.).

Dieser entwicklungsförderliche intersubjektive »Dialog [...] der beiderseitigen Unbewußten« (Ferenczi 1988 [1932], S. 133) kann einerseits vom Patienten bedroht werden, weil er etwa neidisch und hasserfüllt wird, wenn er erleben muss, dass der Analytiker in der Lage ist, diese Gefühle gemeinsam mit dem Patienten durchzumachen »ohne zusammenzubrechen« (Bion 1990 [1959], S. 124). Dieser Dialog kann aber auch vom Analytiker bedroht werden, wenn er wie die Mutter erlebt wird, die

> »neidisch das gute oder wertvolle Element aus der Todesangst entfernt [den Willen zum Leben; L. M.] und den wertlosen Rest gewaltsam in das Kind zurückdrängt. Der Prozeß, der mit einer Angst des Kindes zu sterben begann, endet damit, daß es nun eine namenlose Bedrohung [bzw. undenkbare Angst; L. M.] in sich birgt« (Bion 1990b [1962], S. 154).

Beide Schwierigkeiten spielten in der Analyse von Herrn Schreiber eine Rolle.

Was bei Winnicott eher implizit bleibt, in der Analyse von Herrn Schreiber jedoch sehr zentral war, ist, dass die Angst vor dem Zusammenbruch erst in der *Gegenübertragung* wiederholt durchgearbeitet werden musste, ehe der Patient sich trauen konnte, den Zusammenbruch in der Übertragung zu erleben. Wenn der Patient nicht die Erfahrung machen kann, dass der Analytiker diesen (in ihn »hineingelegten«) Zusammenbruch *überleben* kann, wäre er verrückt, sich dieser Erfahrung, an der er schon einmal gescheitert ist, noch einmal auszusetzen.

Ich skizziere daher nachfolgend beispielhaft Momente, in denen ich das Fallen in der Gegenübertragung selbst erleben musste. Es werden Momente gewählt, die sich über die ganze Analyse verteilen, um so eine Entwicklung innerhalb der Gegenübertragung über die Jahre nachzeichnen zu können und zu zeigen, dass bei diesen Prozessen nicht nur Patienten, sondern auch Psychoanalytiker ihre Zeit brauchen.

Das Fallen in der Gegenübertragung

Erstmals erlebe ich das Fallen, noch bevor ich Herrn Schreiber persönlich kennenlerne. Der Leiter der psychoanalytischen Ambulanz spricht mich wegen einer möglichen Überweisung eines Patienten an, der ein »idealer Analysefall« sei. Er sei Jurist, habe zwei Prädikatsexamen, sei sehr intelligent, motiviert, vermögend und wolle unbedingt eine Analyse machen. Dann aber zerfällt dieses Idealbild innerhalb weniger Sekunden. Der Kollege bekommt Zweifel – der Patient habe seine Arbeitsstelle gekündigt und wolle »nur noch Psychoanalyse machen«, was doch eine recht fragwürdige Indikation sei. Es entsteht eine paranoide Atmosphäre, ob der Patient als Jurist wegen der Grauzonen einer hochfrequenten Analyse, bei der die vierte Stunde nicht von der Krankenkasse, sondern von ihm selbst getragen werden müsste, mich später womöglich verklagen könne. Zu guter Letzt meint er, er wisse gar nicht, was man in einen Antrag schreiben solle, da der Patient eigentlich über keinerlei Symptome klage. Er überlegt dann, ihn besser doch nicht zu mir zu schicken. Äußerst irritiert verbleiben wir schließlich so, dass ich mir am besten selbst ein Bild mache.

Bereits hier, ohne dass dies über das Gefühl der Irritation hinaus an der Stelle schon richtig bewusst geworden wäre, wurde in der Gegenübertragung eine Art Fallen erlebt, bei der der zunächst »ideale« Patient unvermittelt in seine Einzelteile zerfällt. Das Fallen konnte aufgehalten werden durch den Gedanken: Ich muss *jetzt noch nicht* verstehen, was es mit dieser irritierenden Dynamik auf sich hat. Wenn einem Gedanken (wie der Frage nach der Indikation) keine Zeit zugestanden würde, sich erst noch entwickeln zu dürfen, würde dies zu einer »pathologischen Progression« des Analytikers in vorschnelles Pseudowissen führen (bei dem die Irritation etwa als Fragmentierung übersetzt und als Hinweis auf das Vorliegen einer Psychose interpretiert würde). Freud hat diese analytische Haltung, die ein Urteil aufschiebt und zunächst in der Schwebe hält, als »gleichschwebende

Aufmerksamkeit« beschrieben (Freud 1912e, S. 377). In der geschilderten Situation mit dem Kollegen gab mir die Hoffnung auf zukünftiges Verstehen einerseits Halt, andererseits diente sie aber auch der Abwehr dieses Gefühls des Fallens.[9]

Auch im Erstgespräch erlebe ich ein solches Fallen in der Gegenübertragung. Zunächst erzählt Herr Schreiber sehr strukturiert; man merkt, er hat sich gut vorbereitet. Er kommt in seiner Schilderung bis zur verletzenden Zurückweisung durch den leiblichen Vater bei ihrem einzigen Treffen. Dann ist es im Gespräch so, als würde etwas zerfallen. Ich kann ihm plötzlich nicht mehr folgen, fühle mich desorientiert. Er zählt Länder- und Städtenamen auf, Umzüge, Abbrüche, Ortswechsel, ich weiß nicht mehr, wo er ist und wovon er gerade spricht, ob von Vergangenheit, aktueller Situation oder Zukunftsplänen. Ich verstehe nichts mehr, bekomme Angst, denke an eine schleichende psychotische Entwicklung bei ihm und fürchte eine maligne Regression, wenn er »nur noch Analyse« macht.

Wieder wird das Fallen in der Gegenübertragung ein Stück weit erlebt. Was den Fall aufhält, ist ein schlichter Gedanke, der mir wieder Boden unter den Füßen gibt: In meiner Orientierungslosigkeit spiegelt sich vielleicht seine Orientierungslosigkeit. Ich deute dieses Gefühl also als konkordante Gegenübertragung (Racker 1978 [1959]) und sage, dass er völlig die Orientierung verloren zu haben scheine und seither verzweifelt versuche, sie wiederzufinden. Die Stimmung wird daraufhin weniger paranoid und zunehmend depressiver, als er über seine bedrückende gegenwärtige Situation spricht.

Als Herr Schreiber mich am Ende des Erstgesprächs stumm und verzweifelt ansieht, fällt mir Freuds Formulierung ein, dass »in einem Winkel [der] Seele […] eine normale Person sich verborgen [hält], die den Krankheitsspuk wie ein unbeteiligter Beobachter an sich vorüberziehen [lässt]« (Freud 1940a [1938], S. 132). Der Kontext, aus dem dieses Zitat stammt, verweist auf eine psychotische Dimension. Allerdings schaut mich Herr Schreiber nicht wie ein »unbeteiligter Beobachter« an, sondern

9 Zur Bedeutung der Hoffnung, dass etwas gefunden werden kann, was noch nicht gekannt wird, vgl. Morbitzer (2015).

sehr verzweifelt. Ich spüre den Teil in ihm, der dem Krankheitsspuk ohnmächtig und verzweifelt gegenübersteht und dringend Hilfe sucht, diesen regressiven Prozess zu stoppen. Ich habe in dem Moment das Gefühl, es ist entschieden, dass wir eine Analyse machen, merke zugleich aber, dass ich Angst habe, in einen Abwärtsstrudel zu geraten.[10]

Im zweiten Jahr der Analyse beschreibt Herr Schreiber in einer Stunde, dass er sich fühle wie in einer Weltraumkapsel: Er sei oben im All, habe zu Essen und seine Bücher und sei mit allem versorgt, während die Erde nach einem Super-GAU verstrahlt und unbewohnbar geworden sei. Ich kann dann zwar den Gedanken denken, dass die Analyse diese Kapsel ist, leider aber nicht, dass er auch eine Schwangerschaft beschreiben könnte, die ja ein Bild für Entwicklung wäre, und er sich *in mir* momentan wohl fühlt, alles hat, was er benötigt, und einfach noch Zeit braucht, bis er zur Welt kommen kann. Stattdessen denke ich an eine maligne Regression und spreche die Verleugnung an, die Illusion von Unabhängigkeit. Tatsächlich sei er doch in allem von der Funktionsfähigkeit der Kapsel abhängig. Herr Schreiber sagt nüchtern: »Ja, ich treibe in der Analysekapsel, ohne mich zu bewegen, und werde versorgt. Das hier ist die einzige Lebensform, die mir möglich ist.« Die Kapsel ist eine weitere Metapher für einen Ort zwischen Leben und Tod.

In diesem Moment kommt mir die Verantwortung, die er mir da überträgt, unerträglich vor und ich spreche, wenig sensibel, die Begrenztheit der Kassenleistung und seiner finanziellen Rücklagen für den Unterhalt der Kapsel an. Als wollte ich ihm das Realitätsprinzip mit Gewalt nahebringen und ihn zur Einfühlung in mich und damit zu einer traumatischen Progression zwingen, um das »unvermeidliche Gefangenwerden« mit ihm zu vermeiden. Herr Schreiber sagt nüchtern: »Wenn kein Geld mehr da ist, muss ich eben sterben.«

10 Erst viel später denke ich, dass sein Blick dem Blick der Mutter gleichen könnte, die ihn »verzweifelt und flehentlich« angeschaut habe, weswegen er sie trotz des Gefühls der eigenen Überforderung unterstützt habe. Hier werde *ich* sozusagen »parentifiziert« und soll ihm Halt geben und spüre die Panik, die er einst gespürt hat: »Wie macht man das denn?«

In der nächsten Stunde hat er dann das Gefühl, er »löse sich auf«, alles sei »pulverisiert«. In mir entsteht das Bild: Die Erde ist zerstört und auf lange Zeit verstrahlt und unbewohnbar; der Weltraum ist kalt, leer und tödlich; und innerhalb der Kapsel ist alles pulverisiert und aufgelöst. Die Fragmente werden nur noch durch die Kapsel zusammengehalten, die so lange ihre Bahnen zieht, bis der Strom ausgeht, sie auf die Erde fällt und im Fallen verglüht. In mir macht sich eine tiefe Hoffnungslosigkeit breit, und ich kann das Fallen emotional kaum aufhalten.

Allerdings ist mein Zusammenbruch nicht total, weil es immerhin die Vorstellung gibt, dass Objekte existieren, die *mir* Halt geben können. Ich hoffe, dass Herr Schreiber spürt, dass er mit mir nicht allein ist, wie er mit der Mutter allein war, sondern dass in mir ein haltgebendes Objekt vorhanden ist, das uns beide trägt. In Stunden wie diesen kann ich mich nur mit diesem Gedanken retten: Ich muss jetzt nichts verstehen und nichts machen, ich muss nur bis zur nächsten Fallvorstellung in Supervision oder Intervision durchhalten. Hier wird ein in der Gegenwart unerträglicher Zustand durch die Hoffnung, in der Zukunft gebe es Erlösung, zwar irgendwie ausgehalten (»eingefroren«, um in der Intervision wieder »aufgetaut« zu werden), die unerträgliche Gegenwart und der Zusammenbruch in der Gegenübertragung damit zugleich aber auch abgewehrt.[11]

Nach einer Stunde, an deren Ende mir Herr Schreiber kommentarlos einen Artikel aus der ZEIT überreicht (Titel: »Das Dämonische kommt durch alle Ritzen«[12]), bekomme ich im dritten Jahr der Analyse unbegreifliche Angst wegen der sehr bedrängenden Phantasie, er könne mir vor der Tür auflauern und mit einem Messer auf mich einstechen, was ich aber mit Inhalt und Atmosphäre der Stunde nicht in Verbindung bringen kann. Offenbar ist sein Hass nur durch die »Ritze« der projektiven Identifizierung spürbar.

11 Es kann natürlich auch zu Zusammenbrüchen in der Supervision kommen. Ein Supervisor z.B. fand es unverantwortlich, eine Analyse mit einem »offensichtlich psychotischen Patienten« zu machen, und empfahl Medikamente und eine stationäre Behandlung.

12 Der Artikel enthält ein Zwiegespräch zwischen einer Psychoanalytikerin und einem Pfarrer über die Frage, ob bei Schuld eine Beichte oder eine Therapie entlastender sei.

Diese Angst beherrscht mich von da an über Monate. Mir gelingt es oft nicht, zwischen Phantasie und Realität zu trennen, und ich sehe tatsächlich immer erst vorsichtig um die Ecke, bevor ich das Haus verlasse. Ich denke an seine Art des Lesens (projizierte Inhalte lange Zeit draußen zu halten, um nicht verrückt zu werden) und habe das Gefühl, ich muss »das Dämonische« lange in mir ruhen lassen.[13]

Nach einer Ferienunterbrechung, am Tag vor Wiederbeginn der Analyse, habe ich einen verstörenden Albtraum:

> *Herr Schreiber ist in die Wohnung gegenüber eingezogen. Meine Wohnungstür ist angelehnt. Gerade als ich sie schließen will, damit er nicht hört, wie ich mich mit meiner Frau unterhalte, kommt er rasend aus der gegenüberliegenden Wohnung über den Hausflur gerannt und rammt sich gegen meine Tür. Die Wucht schleudert mich nach hinten, ich falle auf den Boden, er wirft sich über mich und sticht hasserfüllt wieder und wieder mit einem Messer auf mich ein.*

Herr Schreiber macht mir Angst. Für einen »harmlosen Sonnyboy« halte ich ihn längst nicht mehr. Wie nah dieser Traum an seinem Erleben ist, wird mir deutlich, als ich am nächsten Tag die Tür öffne. Er hat einen so irren Blick, dass ich denke, er sticht wirklich mit einem Messer auf mich ein, und ich weiche erschrocken einen Schritt zurück. Er will wütend wissen, wo ich im Urlaub war, ob ich mit Frau und Kindern weg war. Ob ich nichts dazu sage, weil ich Angst hätte, er würde mich sonst »stalken«. Ich sage, dass *er* offenbar diese Phantasie habe. »Nein! In zehn Jahren nicht! Tausendprozentig Nein! Es ist kein Hass da … es ist alles … pulverisiert.« Ich sage, sein Hass habe alles pulverisiert. Er schildert dann, dass nicht viel gefehlt habe und er in der Unterbrechung in »die Anstalt« gegangen wäre, weil er dachte, verrückt zu werden.

Sein Hass kommt nun schrittweise in die Stunden. Zunächst durch seine Assoziationen, wie seiner intensiven Beschäftigung mit dem Vierfachmord in Eislingen, bei dem ein junger Mann seine Eltern und seine Geschwister

13 Viel später konnte Herr Schreiber ohne jede Ironie sagen, dass er sich selbst lange für »engelsgleich« gehalten habe.

erschoss, dem Amoklauf in Winnenden, bei dem ein junger Mann 15 Menschen tötete und anschließend sich selbst, den Terroranschlägen vom 11. September 2001 und dem Massenmord durch Anders Breivik.

In den nächsten Ferien reist er zum Wohnort seines Vaters und umschleicht tagelang voller Hass dessen Haus, klingelt aber nicht. Dies wiederholt sich. Ich kämpfe in dieser Zeit oft mit einem gefühlt ganz schmalen Grat, was noch in der Analyse gehalten werden kann und ob er nicht doch Amok laufen, sich, den Vater oder mich umbringen könnte und ich eigentlich die Polizei einschalten müsste.

Schließlich kommt sein Hass dann ganz direkt in die Übertragung und schlägt mir nach einer Wochenendunterbrechung offen entgegen. In der Stunde vor diesem Wochenende versucht er, etwas zu sagen, wofür er zunächst keine Worte findet, weil sein Problem nicht in *etwas* bestünde, sondern in *nichts* bestünde. Herr Schreiber: »Wir beschäftigen uns hier mit meiner leeren Schublade. Wir haben sie genau analysiert – die Größe, das Holz, die Maserung, ob in dem Baum, von dem das Holz stammt, mal ein Holzwurm war – *aber es ist noch immer nichts drin!«* Ich sage, er habe das Gefühl, mit seinen Träumen und Einfällen immer nur *meine* Schublade zu füllen, während seine eigene stets leer bleibe. Er meint, er sei »der Mann ohne Eigenschaften«, der sich immer nur anpasse. Alles sei beliebig, sei letztlich bedeutungslos. »Wann hört die Analyse auf und beginnt endlich die Therapie? Ich habe nur noch diesen Strohhalm hier!« Dann fällt ihm das bevorstehende Wochenende ein und er wird immer verzweifelter. Ich sage, dass seine Schublade nicht ganz leer sei, sondern ein Gefühl für die Bedeutung der Stunden enthalte. Er wird wütend, warum ich immer alles auf mich beziehen müsse. Hier tue sich rein gar nichts, sei nur Stillstand.

Nach dem Wochenende kommt er dann hasserfüllt in die Stunde: »Warum haben Sie mir das angetan? *Sie haben mir den Bauch aufgeschnitten und mich mit offener Wunde ins Wochenende geschickt!«* Er sei am Wochenende voller Hass auf mich gewesen. »Warum lassen Sie mich nicht im Hades? Ich bin längst tot!« Er wollte sich umbringen oder Amok laufen, den Eltern oder mir mit einem Baseballschläger den Kopf einschlagen, bis alles spritze vor Blut und Gehirn. »Diese Hass-Soße hat sich über alles gelegt!« Wenn er ein Kind bekäme, würde ein Adolf Hitler daraus. Er würde auf den Bauch der Mutter einprügeln, bis das Kind abgehe, oder es totprügeln.

Ich bin buchstäblich wie erschlagen. Ich scheine der Arzt-Vater geworden zu sein, der den Bauch aufschneidet und ihn aus dem »Hades« (des Mutterleibs) zu holen versucht, in dem er lebendig begraben ist, ihn dann aber wieder (über das Wochenende) verlässt. Erstaunlicherweise scheint seine Erregung zur nächsten Stunde dann aber wie weg. Er sei gestern »wie im Delirium« gewesen. Er habe in Robert Musils *Der Mann ohne Eigenschaften* einen Satz gelesen, als der Vater stirbt: »Der Anker ist zerschlagen, ich hebe ab.« Er denke oft, wenn seine Familie einen Unfall hätte und alle sterben, sei er endlich frei.

Zur nächsten Stunde kommt er dann nicht, was noch nie vorgekommen war. Ich bin beunruhigt. Als ich auch am nächsten Tag nichts von ihm höre, sehe ich noch mal ins Stundenprotokoll und lese: »Der Anker ist zerschlagen, ich hebe ab.« Mir dreht sich alles. Ich denke augenblicklich, die Ruhe in der Stunde, gegenüber den Hassattacken davor, hat mit einem Suizidentschluss zu tun.

Und dann erlebe ich am eigenen Leib ein »endloses Fallen«, wie ich es bis dahin nicht gekannt habe. Ich sehe vor mir, wie er tot in seinem Zimmer liegt, von keinem gefunden wird, weil er zu niemandem Kontakt hat, bis man nach Wochen auf den Geruch der Leiche aufmerksam wird. Ich sehe mich isoliert von allen, wie alle Kolleginnen und Kollegen mit dem Finger auf mich zeigen und fragen, wie ich diese Behandlung bloß habe übernehmen und die Suizidalität des Patienten so massiv verleugnen können, wie seine Eltern mich vor Gericht zerren, ich sozial und beruflich am Ende bin und schließlich von allen isoliert.

In der Gegenübertragung erlebe ich, wie es ist, einen Fehler zu machen, den alle für unverzeihlich halten, weswegen alle mich fallen lassen. In dem Moment kann ich jedoch nicht denken, dass ich gerade die Angst vor dem totalen Zusammenbruch erlebe (die »Drohung des Nichtseins«), die Herr Schreiber aus seiner Kanzleizeit beschrieben hatte. Ich suche zunächst Halt bei einem erfahrenen Kollegen (mein »Anker«) und rufe anschließend Herrn Schreiber an und frage, ob er zu seiner Stunde heute komme, was er bejaht.

Herr Schreiber erzählt schließlich, er habe ein »Attentat« geplant, als er so voller Hass war. Er habe sehen wollen, was passiert, wenn er wegbleibe. Er hatte zwar keinen Suizidplan, aber einen, bei dem er sich zum Verschwinden bringt. Hier zeigt sich seine *Identifikation mit dem Aggressor* (Freud, A. 1980 [1936]): Wie der Vater in dem scheinbar idyllischen Urlaub damals, hat er eine falsche Analysestunde gehalten, seine heimlichen Pläne verschwiegen und so kurzfristig ein manisches Hochgefühl bekommen und sein Trauma in mir untergebracht. – Er zerschlägt den Analyse-Anker und »hebt ab«, während ich falle.

Herr Schreiber sagt, er habe es nicht mehr ausgehalten. Er habe plötzlich gedacht, es gebe »ein Analyse-Ich, ein Mutter-Ich, ein Kanzlei-Ich«, überall passe er sich an, fühle sich exzessiv ein und sei immer ein ganz anderer; diese Ichs hätten aber nichts miteinander gemein, es gäbe nichts Eigenes. »Meine eigene Schublade bleibt immer leer. Ich bin ein Mann ohne Eigenschaften!« Er sagt dann in provozierendem Ton, es sei doch ein Fortschritt, einmal kein »perfekter Patient« zu sein und etwas Eigenes zu machen und sich gegen mich abzugrenzen. Ich denke in der Tat auch, dass es ein Fortschritt ist, wenn er nicht mehr nur Opfer, sondern auch Täter sein kann und so die Spaltung (engelsgleich/dämonisch) verringert.

Danach träumt er:

Wir graben im Boden und stoßen auf ein Endlager und werden radioaktiv verstrahlt.

Ich erinnere mich an seine frühere Phantasie, zum Kühlwasser im mütterlichen Reaktor geworden zu sein und seinen eigenen Reaktor unter einem Betonsarkophag begraben zu haben. Ich sage daher, dass wir bei unseren analytischen Ausgrabungsarbeiten den Betonsarkophag seines Reaktors geöffnet hätten, unter dem er lebendig begraben war, und wir nun von den radioaktiven Gefühlen von damals verstrahlt worden seien. Nach einem Schweigen fragt er, ob es dann nicht gut sei, wenn das jetzt aufbricht. Ich stimme ihm zu, dass es gut sei, wenn das nun in die Analyse komme. Dann tritt eine große Entspannung ein. Er meint, vorher habe sein Herz immer gerast, als würde es gleich explodieren, jetzt schlage es ganz ruhig und gleichmäßig. Ihm fallen dann *Die Brüder Löwenherz* von Astrid Lindgren ein. Er habe beim Lesen geweint, weil die Brüder so verbunden waren – als der eine stirbt, sei ihm der andere nachgefolgt. Ich sage, dass er gehofft habe, dass ich ihn anrufe und ihm folge, als er wegblieb. Ja, er sei den ganzen Tag neben seinem Telefon gesessen und habe auf meinen Anruf gewartet.

Für Patienten wie Herrn Schreiber geht es nach Peter Wegner (2006) darum, »sich selber unter Bedingungen zu riskieren, die den anderen als Gegenüber vernichten, damit sie selber in die reale Welt zurückfinden« (S. 33). Ein Risiko war es für Herrn Schreiber allemal, im Zustand der *Regression auf Abhängigkeit* womöglich die erneute Erfahrung machen zu müssen, fallen gelassen zu werden, sobald er das Objekt belastet. In die reale Welt zurückzufinden und seinen Einriss in der Beziehung zur Außenwelt zu überbrücken, setzt schließlich meine Bereitschaft voraus, mich »radioaktiv verstrahlen« zu lassen und ihm »in den Tod zu folgen«, ohne Sicherheit, ob dies zu überleben ist.

Bei Winnicott ist die latente Funktion solcher Angriffe durch den Patienten (wie dem »Attentat«), »dem Analytiker eine Stellung außerhalb des Bereichs seiner omnipotenten Kontrolle zuzuweisen« (Winnicott 1974 [1971], S. 107). Solange der Analytiker nur ein *inneres* Objekt des Patienten ist, ist er der omnipotenten Destruktivität des Patienten ausgeliefert (hier: der Radioaktivität) und kann jederzeit zerstört werden. Wenn das *reale* Objekt die phantasierte Zerstörung aber *überlebt*, wird es zu etwas Äußerem, da es offenbar *nicht* der omnipotenten Kontrolle des Subjekts unterlag (und zerstört ist). Es wird jetzt als etwas erlebt, was ab da verwendet werden kann. Es geht also um die Etablierung eines realen Objekts, das unabhängig vom Patienten existiert (auch außerhalb der Stunden), »mit seiner Eigenschaft, schon immer dagewesen zu sein« (ebd., S. 104) und erst dadurch wirklich Halt bieten kann. Mit »Überleben« des Objektes ist bei Winnicott nicht einfach ein physisches Überleben gemeint. »Es ist wichtig, daß ›Überleben‹ in diesem Zusammenhang ›Sich-nicht-Rächen‹ bedeutet« (ebd., S. 107) und »Angriffe [auf das Objekt; L.M.] nicht unabdingbar zur Vergeltung führen« (ebd.). Vergeltung kann in einer Analyse auch die Form einer Deutung annehmen oder etwa darin bestehen, dem Patienten zu sagen, er müsse in eine Klinik. »Destruktivität« bezieht sich hier also *nicht* auf die Impulse des Patienten, sondern auf die Fähigkeit oder Unfähigkeit des Objektes zu überleben.[14] »Überlebt das Objekt, so bleibt Destruktion latent« (ebd., S. 108). Meine Anerkennung, dass es *gut* ist, wenn sein Hass in die Analyse kommt, hat ihm mein Überleben seines »Projektionsexzesses« angezeigt und sein Herz für einen Moment ruhig werden lassen.[15]

Ein solches einmaliges »Überleben« reicht jedoch nicht. Wie in Winnicotts mathematischer Traumaformel könnte man auch beim Heilungsprozess davon sprechen, dass x Erfahrungen des Überlebens des Objekts nicht ausreichen, sondern lediglich Ausnahmen von der Regel sind. Bei x Erfahrungen hat sich ein Patient nicht verändert. Bei x + y Erfahrungen, bei denen das Objekt überlebt hat, entsteht Hoffnung, die jedoch noch nicht stabil genug ist, um über das Stundenende oder die Wochenendunterbrechung oder die Ferienzeit hinaus tragfähig zu sein. Dann fällt der Patient »sicherheitshalber« auf seine vertrauten Objektbeziehungen zurück. Es braucht x + y + z Erfahrungen, bei denen das Objekt überlebt hat, bevor an diese neue Erfahrung wirklich stabil geglaubt werden kann.

Seine Angriffe auf mich nehmen daher in der Folge zu. Oft komme ich mir vor wie im Boxring – ich bin im Grunde längst k. o., kann aus eigener Kraft nicht mehr stehen, werde nur noch von den Seilen (dem Setting) gehalten, während er immer weiter auf mich einschlägt. »Die Analyse ist gescheitert … Sie taugen nichts … Ich hätte nicht zu einem Azubi gehen sollen …« Wenn ich etwas sage, verdreht er es, bis es unglaublich dumm klingt. Wenn ich nichts sage, sieht er sich bestätigt, dass er nun

---

14 Herr Schreibers Adoptivvater hat die Entdeckung der Adoption nicht überlebt. Er stellte sich keiner Auseinandersetzung und rief seinen Adoptivsohn in den folgenden Jahren weder an, noch besuchte er ihn. Dieses sofortige Fallen-gelassen-Werden macht vielleicht verständlicher, warum Herr Schreiber schon kleinste aggressive Regungen bei sich als destruktiv phantasierte.

15 An anderen Stellen habe ich es als Thema des *Laios-Komplexes* beschrieben, ob Eltern dazu bereit sind, ihre »Zerstörung« anzunehmen und ihrem Kind die Entwicklungsnotwendigkeit der Zerstörung (des inneren Objekts) um der Erschaffung (des realen Objekts) willen zuzugestehen und diesen Prozess libidinös zu besetzen (Morbitzer 2017, 2018a, 2020).

die »Schwachstellen der Analyse« offenbart habe und mir nun auch nichts mehr einfiele. Er fürchtet wiederholt, er könnte mich dazu bringen, mich umzubringen.

Winnicott (2008 [1955b]) sieht solche Phasen als »den wichtigsten Teil der Behandlung« (S. 196) an, weil sie den Patienten befähigen,

> »zum ersten Mal über die Einzelheiten des Anpassungsversagens [seiner Umwelt; L.M.] wütend zu werden, die […] zu einer Unterbrechung der Kontinuität geführt haben. Dieser Teil der Arbeit befreit den Patienten aus der Abhängigkeit vom Analytiker« (ebd.).

Es führe den Patienten »vom Erleben der Unterbrechung der Kontinuität zum Erleben der Wut […]. *Der Patient macht sich das Versagen des Analytikers zunutze*« (S. 195; Hervorh. i.O.).

Ich schildere einen Moment aus dem vierten Jahr der Analyse. Herr Schreiber kommt aufgeregt in eine Stunde. An Weihnachten habe ihm seine Mutter ein Paket geschickt, darin sind ein Bärlauchpesto, eine Himbeermarmelade, ein Kaschmirpullover, ein Buch mit dem Titel *Teile dein Glück und du veränderst die Welt* und eine Karte, die mit ihrer Fröhlichkeit angesichts der Umstände geradezu grotesk wirkt.

Herr Schreiber schreibt ihr daraufhin einen Brief, dass er in der Analyse verstanden habe, dass der Weggang des Vaters damals traumatisch für ihn gewesen sei und er Angst hatte, sie auch noch zu verlieren, und sich deshalb für sie »ganz leicht« gemacht hätte, um keine Belastung für sie zu sein. Jetzt wisse er aber, wie unglaublich schwer es gewesen sei, sich so leicht zu machen, und er könne das nun nicht mehr. Es ist ein sehr berührender, um Verständigung bemühter Brief. Eine Antwort bleibt aber aus, seine Mutter reagiert nicht.

Einige Wochen später kommt ein Paket zu seinem Geburtstag, darin sind ein Petersilienpesto, Vollkornnudeln, weiße Glacéhandschuhe und eine ähnliche Glückwunschkarte. Ich bin schockiert, weil sein Bemühen um Herstellung einer echten Verbindung so komplett ausgelöscht wird, als habe es seinen Brief nie gegeben.

Herr Schreiber schildert, wie er plötzlich keine Luft mehr bekommen und das ganze Paket dann in den Müll geworfen habe. »Dann erst konnte ich wieder atmen.« Er habe bei dem Almodóvar-Film damals gedacht, es gehe um seinen Vater, weil er von einem Arzt handelt. *»Aber eigentlich wohne ich in der Haut meiner Mutter!«* Er wisse, er müsse sich endgültig von ihr lösen, aber das hieße zu sterben. Ganz ungeschützt und verzweifelt sagt er dann etwas, was mir sehr unter die Haut geht: »Ich fühle mich da draußen wie ein Rehkitz unter lauter Löwen. *Ich habe so entsetzlich Angst!*«

In der darauffolgenden Woche kommt er ganz panisch in die Stunde. Er habe das Wochenende kaum ertragen. Er halte das alles nicht mehr aus, es bleibe nur der Suizid. »Ich will endlich tot sein!!« Er setzt sich dann erstmals auf, an den Rand der Couch. Er wird immer erregter, immer verzweifelter. Er steht schließlich auf, läuft verzweifelt im Behandlungszimmer umher, sagt immer wieder, dass er die Behandlung abbrechen müsse, er es nicht mehr aushalte, er nur noch tot sein wolle. Dann geht er zum Fenster, öffnet es, und ich denke erschrocken, er springt aus dem Fenster und will sich auf dieselbe Art umbringen wie sein Onkel. In dem Moment dreht er sich um und sieht mich erstmals direkt an. Dann schließt er das Fenster, legt sich hin, deckt sich zu und wird ganz ruhig, während mir die Hände zittern vor Schreck, mein Herz explodiert und ich das Gefühl habe, alles Unaushaltbare ist mit einem Schlag in mich gepresst worden. Dies ist ein Moment, wo er – statt zu springen – das Fallen stellvertretend in mir unterbringt. Zu irgendeinem Gedanken bin ich in dieser Stunde nicht mehr fähig.

In der Folgestunde meint er, es gehe ihm paradoxerweise sehr gut. Als er sich gestern umgedreht und mich angeschaut habe, hätte ich so besorgt und hilflos ausgesehen. Jetzt erst kommt mir ein Gedanke und ich sage, dass er mir den Brief an seine Mutter vorgelesen habe, auf den sie nicht reagiert hatte, und er vielleicht unsicher geworden war, ob es hier auch so sein könnte, und er ganz konkret *sehen* musste, ob er mich erreicht und Resonanz in mir auslöst. »Ja … und das habe ich auch gesehen.« Er erinnert an die Stunde aus dem Vorjahr, als er weggeblieben war. Da habe er sich meine Reaktion nur vorgestellt, aber nicht selbst gesehen. Diesmal habe er an meinem Gesicht gesehen, was er mir auch antue.

Die Fähigkeit, Verantwortung für die eigenen Triebimpulse und Aggressionen zu übernehmen, wird in der Psychoanalyse als Erreichung der sogenannten »depressiven Position« (Klein 1996 [1935], 1996 [1940]) bezeichnet. Die Wahl dieses Ausdrucks, der auf Krankheit hinzudeuten scheint, aber etwas Gewünschtes meint, ist etwas unglücklich, hat sich letztlich aber durchgesetzt. In dieser depressiven Position kommt es zu einem wachsenden Verständnis für die Schmerzhaftigkeit ambivalenter Strebungen, das Objekt nicht nur zu lieben, sondern immer wieder auch zu hassen und (real oder phantasiert) anzugreifen. Erkennt man die Folgen seiner Triebimpulse an, bringt das Schuldgefühle mit sich, daher *depressive* Position. Ich denke, dass Herr Schreiber inzwischen so viel Vertrauen in mich hat, dass er diese depressive Position hier einmal riskieren kann, ohne von Schuldgefühlen überwältigt zu sein und ohne zu große Angst, dass ich seine Sorge um mich missbrauche wie die Mutter und ihn parentifiziere.

Trotz solcher Entwicklungen wird jedoch weiterhin, wie von Winnicott (1991 [1974]) beschrieben, »jeder sogenannte Fortschritt [...] vom Patienten unterbrochen mit den Worten: Und jetzt?« (S. 1121). Denn alle Fortschritte bringen Herrn Schreiber nicht aus seinem zentralen Dilemma: Er braucht, wenn er fällt, ein Objekt, das ihn hält. Die libidinöse Besetzung dieses potenziell haltgebenden Objektes bringt ihn aber sofort wieder in die prä-traumatische Situation absoluter Abhängigkeit und die Gefahr der Retraumatisierung. Dann wird von ihm alles wieder omnipotent »ausgelöscht«, und es fühlt sich in diesen Momenten immer wieder aufs Neue so an, als sei alles weg, als bleibe wirklich nichts von dem, was wir uns bis dahin erarbeitet haben und was Halt geben könnte.

Das »Auslöschen« kann zunehmend als Identifizierung mit Prozessen des Auslöschens in seiner Familie verstanden werden: mit einer Mutter, die den um Verständigung bemühten Brief des Sohnes ebenso löschen kann, wie sie einst ihre eigene Vergangenheit nicht nur verschwiegen hat, sondern sogar juristisch auslöschen ließ; oder mit einem Vater, der sich durch die heimliche Flucht selbst zum Verschwinden brachte und die Existenz seines Sohnes in sich offenbar zu löschen versuchte. (Es gibt weitere familiäre Vorbilder für Prozesse des »Auslöschens«, die hier aus Diskretionsgründen nicht ausgeführt werden können.)

Diese transgenerational vererbte »Prozess-Identifizierung« (Danckwardt 2022) des Auslöschens kann von Herrn Schreiber zu vielem eingesetzt werden – zur Abwehr von Verzweiflung, Scham, Schuld, Dankbarkeit oder auch von Neid, dass ich diese Gefühle gemeinsam mit ihm durchmache, ohne zusammenzubrechen. Auslöschenkönnen steht aber nicht nur im Dienst der *Abwehr*, sondern stellt auch ein seelisches *Regulativ* dar, zur Reduktion der »schmerzlichen Spannungen des Noch-nicht-Seins und des Noch-nicht-ermessen-Könnens der Bedeutung der Lebenstriebvorgänge« (Danckwardt 2011, S. 153). Es dient auf diese Weise auch der Verhinderung einer *verfrühten* (und damit pathologischen) Progression in der Analyse.

Und ich frage mich schließlich, ob das Auslöschen neben diesen *intrapsychischen* Funktionen auch der *intersubjektiven* Regulation dient, um eine »pathologische Anpassung« (Brandchaft, Doctors & Sorter 2015 [2010]) an die (reale oder phantasierte) Gegenübertragung des Analytikers zu verhindern, zu der auch dessen therapeutischer Ehrgeiz gehören kann. Der therapeutische Ehrgeiz des Analytikers ist für Freud (1912e) mit »am gefährlichsten« (S. 381), denn er bringe den Analytiker in eine »für die Arbeit ungünstige Verfassung« (ebd.), wenn es für ihn *selbst* wichtig werde, »mit seinem neuen und viel angefochtenen Mittel etwas zu leisten« (ebd.). Auch Bion (2006 [1970]) problematisiert diese ungünstige Verfassung des Analytikers:

> »Bestimmte Patienten sind von der Psyche des Analytikers ›besessen‹ oder in ihr ›gefangen‹, wenn sie meinen, daß dieser etwas wünscht, das sich auf sie bezieht – ihre Anwesenheit, ihre Heilung oder ihr Wohlergehen« (S. 53).

Bion rät dem Analytiker daher bekanntlich zu einer »disziplinierten Absage an Erinnerung und Wunsch« (ebd., S. 52) und meint, dass diese »negative Fähigkeit« (ebd., S. 143) des Analytikers (ohne Erinnerung, ohne Wunsch und ohne Wissen in eine Sitzung zu gehen) erst den Raum und die Offenheit für *noch nicht* symbolisierte Erfahrungen schaffe. Das stete Auslöschen des Patienten könnte dann im intersubjektiven Feld den konstruktiven Sinn haben, dass er darin mitwirkt, mir dabei zu helfen, *meine*

»Schublade« wirklich zu leeren und diese »negative Fähigkeit« zu erwerben, um Platz für ihn und seine noch nicht erlebten und noch nicht symbolisierten Zustände zu schaffen.

Ich frage mich zunehmend, welche Bedeutung meine Hoffnung für den Patienten hat. Halte ich die Hoffnung stellvertretend für ihn aufrecht, im Sinne eines Hilfs-Ichs, oder dient diese Hoffnung letztlich der Abwehr meines Zusammenbruchs? Erlebt mich Herr Schreiber, wenn ich ihm zum Leben verhelfen will, womöglich wie eine erschöpfte Mutter, die sich ein anderes Kind wünscht, eines, das keine Probleme macht, sondern »pflegeleicht und selbstgenügsam« ist? Oder wie einen Vater, der heimlich damit beschäftigt ist, wie er endlich aus dem »Begrabensein« mit ihm entkommen kann und sich eine erfolgreiche Behandlung deswegen wünscht, damit sie zu einem Ende kommen kann, um ihn endlich verlassen zu können?

Dann wäre es so, als würde ich ihm im Sinne einer *extraktiven Introjektion*, wie Christopher Bollas (1997 [1987]) diesen Mechanismus nennt, den »Willen zum Leben« rauben, um ihn *mir* anzueignen. Wenn er das aber so erlebte, dann wäre meine Gegenübertragung nicht einfach »eine Schöpfung des Patienten« (Heimann 2016 [1950], S. 116), die dazu beitragen würde, dass er mein Versagen *seiner* Omnipotenz (Selbstwirksamkeit) zuschreiben könnte, sondern dann wäre seine Übertragung genauso gut eine Schöpfung meiner Gegenübertragung (Racker 1978 [1959], S. 155), und dann würde diese Gegenübertragung zur *Ursache* seiner Übertragung (der Übertragung einer Mutter, der er zu viel ist, und eines Vaters, der weg will von ihm). Freuds (1913i) Diktum, dass »jeder Mensch in seinem eigenen Unbewußten ein Instrument besitzt, mit dem er die Äußerungen des Unbewußten beim anderen zu deuten vermag« (S. 445), gilt gewiss auch für Patientinnen und Patienten, zumal wenn sie wie Herr Schreiber zur Einfühlung begabt sind.

Dann wäre die manifeste Bedeutungsebene zwar: Der Analytiker ist das gute Objekt, das dem Patienten zur Entwicklung verhelfen möchte und das der Patient destruktiv attackiert. Die latente Funktion seiner Angriffe wäre dann aber die Zerstörung neidischer Objekte, die ihm seinen Willen zum Leben rauben und für sich verwenden wollen, und die Erschaffung eines Objekts, das weder weg will von ihm noch ihn anders haben will, sondern bereit ist ihn so zu nehmen, wie er ist, und sich verwenden lässt.

Zusammenbruch und Neubeginn

Im sechsten Jahr der Analyse kommt Herr Schreiber zur Stunde und scheint sich zu freuen, mich zu sehen. Ich strecke ihm die Hand entgegen, aber er weicht unvermittelt zur Seite aus und fällt fast hin. Als sei ihm die Nähe zu viel geworden. Er sei »irgendwie weggekippt«. Diese passivische Formulierung des Kippens beschäftigt mich innerlich, während Herr Schreiber zunehmend depressiver und verzweifelter wird und wieder davon spricht, dass sich nie etwas ändern werde, er nie mit Menschen klarkommen werde, er seit sechs Jahren völlig isoliert lebe, aus allem herausgefallen sei, ihm nur der Suizid bleibe oder er hoffen müsse, Krebs zu bekommen, um endlich, endlich, endlich sterben zu dürfen.

Mich beschäftigt in der Auseinandersetzung mit ihm schon seit einiger Zeit, ob es nicht tatsächlich sensible Phasen in der frühen Entwicklung geben könnte, in denen sich eine traumatische Erfahrung so sehr einbrennt, dass es Hybris wäre, zu glauben, das ließe sich heilen. Auch Ferenczi (1988 [1932]) stellte sich die Frage, »ob es nicht Fälle gibt, bei denen eine Wiedervereinigung des traumatisch abgespaltenen Komplexes so unerträglich ist, daß sie doch nicht völlig zustandekommt« und der Patient ins »Nichtsein oder Nichtseinwollen versinkt« (S. 82).

Dabei arbeitet Herr Schreiber inzwischen bewusst und aktiv mit, spricht im sechsten Jahr der Behandlung sogar ganz bewusst erstmals meinen Namen in einer Stunde aus, um unsere Beziehung persönlicher werden zu lassen, was zuvor noch nie geschehen ist (und zur Zeit der Kinoepisode noch ganz undenkbar war). Er *will* mich besetzen, aber »etwas in ihm« löscht entstandene Verbindungen immer wieder und dieses »etwas in ihm« bleibt unzugänglich. Was er mir immer wieder deutlich zu machen versucht, ist seine innere Realität, dass er *nichts* machen kann, in der er sich wie ein Säugling einer Situation und seinem eigenen Unbewussten gegenüber hilflos und passiv ausgeliefert fühlt und alles hoffnungslos ist. Ich frage mich, ob ich diese Hoffnungslosigkeit – eben den Zusammenbruch in der Gegenübertragung – immer wieder abwehre, indem ich mich verhalte, als bestünde eben doch noch Hoffnung.

In dieser Stunde lasse ich den Gedanken in mir dann erstmals in seiner ganzen emotionalen Konsequenz zu, dass es sich womöglich niemals ändern wird, es endlos so weitergehen wird. Dass dieser Kompromiss, sich weder umzubringen noch das Leben zu wagen, der beste Kompromiss ist, zu dem Herr Schreiber imstande ist, und wir beide diesen Ort tatsächlich nie verlassen werden. Es ist, als würde dieser Gedanke, der in den letzten Jahren zwar immer wieder da war, aber immer wieder auch abgewehrt werden musste, als würde dieser Gedanke von mir erstmals nicht mehr abgewehrt werden müssen, sondern ganz durch mich hindurch gehen und in mich einsickern.

Ich denke, das ist der Moment, von dem Winnicott in »Die Angst vor dem Zusammenbruch« spricht, wenn »die Talsohle erreicht ist«, das »Gefürchtete erlebt« und das »Hauptproblem« nicht länger »aufgeschoben« wird. Der Zusammenbruch musste von uns beiden solang abgewehrt werden, wie er mit *undenkbarer* Angst assoziiert war (was bedeutete, ihn fallen zu lassen oder selbst zu fallen); er musste abgewehrt werden, solang meine Psyche die Angst noch nicht ausreichend modifiziert hatte und Herrn Schreibers Persönlichkeit noch nicht so weit gewachsen war, dass er die Angst wieder zurücknehmen und in sich selbst bewahren konnte. Nun aber hatte die Angst offenbar lange genug in mir geruht, denn als der gefürchtete Moment schließlich da ist, passt das Wort »Zusammenbruch« nicht länger, weil in der Gegenübertragung offenbar eine Transformation stattgefunden hat: eine Transformation der Angst »endlos zu fallen« in das Gefühl »loslassen zu können«. Es ist nicht einfach, den qualitativen Unterschied deutlich zu machen, zu all den anderen Malen, als ich dachte, wir werden diesen Ort nie verlassen. Es hat diesmal nichts Klaustrophobes, nichts Resignatives, nichts Depressives und nichts Ängstigendes. Es bedeutet nicht, Herrn Schreiber fallen zu lassen, und nicht, selbst zu fallen und auch nicht, die Analyse zu beenden. Es ist einfach eine *Tatsache*, die es anzuerkennen gilt.

Daniel Stern und die Boston Change Process Study Group (2002) beschreiben solche Momente als »Now moment«:

> »Diese Momente sind angefüllt mit einer unbekannten Zukunft, die man wie eine Sackgasse erleben oder als Chance empfinden kann […], daß sich

ein Fenster geöffnet hat und eine Gelegenheit zu einer Art therapeutischer Reorganisation oder die Gefahr einer Entgleisung des Prozesses aufgetaucht ist, während dem Patienten unter Umständen klar wird, daß er an einer Wasserscheide in der therapeutischen Beziehung angelangt ist« (S. 990).

Ich greife Herrn Schreiber gegenüber auf, dass er sage, er sei »weggekippt«, und das als etwas erlebe, das automatisch in ihm ablaufe und auf das er selbst keinen Einfluss habe. Ich sage weiter, dass wir irgendwann vielleicht anerkennen müssten, dass sich diese Angst, erneut enttäuscht zu werden in einem Moment, in dem er sich jemandem zuwendet, in einer sensiblen Phase der frühen Entwicklung so tief in ihn eingebrannt habe, dass er es bewusst und willentlich und auch wir gemeinsam vielleicht nicht ändern könnten. Ich glaube nicht, dass ich diesen Satz zuvor so hätte sagen können, *ohne* ihn fallen zu lassen. Er schweigt sehr lange und sagt schließlich nur, *so* könne er nicht ewig leben.

Als er am Ende wankend geht, fasst er zu meinem großen Erstaunen meine Hand ganz fest. So »zupackend« war er noch nie gewesen. Er schreibt mir danach zum allerersten Mal eine E-Mail:

»Lieber Herr Morbitzer,
die Gedanken, die Sie heute Morgen äußerten, haben mich ganz schön aus dem Tritt gebracht. Ich befand mich in einem tranceartigen Zustand, als ich Ihre Praxis verließ, und meine Hände fühlten sich taub an. Beim bloßen Gedanken daran, dass es wohl keinen Ausweg aus meiner Isolation gibt, wird mir hundeelend zumute. Noch nie wurde mir so deutlich, dass ich außerhalb der Sitzungen niemand habe, den ich anrufen, mit dem ich sprechen kann. Ich fühle mich schrecklich einsam. Ach, ich hätte Ihnen so viel zu erzählen, so viele Gedanken schießen durch meinen Kopf ... Nun, wir sehen uns am Montag. Es wird schon irgendwie gehen bis dahin. Ich habe heute angefangen, den *Distelfink* [Roman von Donna Tartt; L. M.] zu lesen und schon nach wenigen Seiten weinen müssen: Der Erzähler, allein und isoliert in dem Amsterdamer Hotelzimmer ... Nach beinahe sechs Jahren Behandlung die erste E-Mail, die ich Ihnen schreibe! Wieso erst jetzt?
Ich vermisse Sie sehr.«

Der Ton dieser E-Mail ist radikal anders, im Vergleich zum Ton der letzten sechs Jahre. Es ist, als spreche ein ganzer Mensch zu einem ganzen Menschen, der getrennt von ihm existiert und dem er sich doch verbunden fühlt. Dass er zu diesem Buch gegriffen hat (»zupackend«), ist bemerkenswert, weil ich einmal erwähnt hatte, wie sehr mir dieses Buch gefallen hat, was er sich offenbar gemerkt hatte. Das Buch scheint zum *Übergangsobjekt* (Winnicott 2008 [1953]) geworden zu sein, das ihn am Wochenende mit mir verbunden hat und in dessen traumatisiertem Protagonisten er sich wiederfinden konnte. Meine Hand fest zu drücken, zu dem von mir empfohlenen Buch zu greifen oder erstmals eine E-Mail an mich zu schreiben, verstehe ich als *aktive* Gegenbewegungen zum passiven »Wegkippen«, als Ausdruck seines »Lebenstriebes«.

Winnicott (1974 [1971]) drückt aus, was es meines Erachtens mit Herrn Schreiber gemacht hat, dass ich meinen »Zusammenbruch« als Analytiker angenommen habe:

> »Von nun an sagt das Subjekt: ›Hallo, Objekt! Ich habe dich zerstört! Ich liebe dich! Du bist für mich wertvoll, weil du überlebt hast, obwohl ich dich zerstört habe!‹ […] Das Subjekt kann jetzt das Objekt, das überlebt hat, verwenden« (S. 105).

Dass er mich nun anders verwenden kann als zuvor, ist in den Stunden stark spürbar. In der Woche danach weint er viel, was bisher nur sehr selten vorgekommen war. Er hatte oft beklagt, dass er nicht weinen oder schreien könne, weil etwas in ihm stets abgetrennt bleibe (der *Einriss*). Jetzt ist es, als seien alle Schleusen geöffnet. Er habe beim Lesen des Buches *Der Distelfink* geweint und auch, als er gesehen habe, dass ich ihm gleich geantwortet habe und wie ich geantwortet habe.

Er sieht sich selbst dann als kleines Kind im Kinderhort stehen und hat den Impuls, dieses kindliche Ich in den Arm zu nehmen. Ich deute jetzt sein »Wegkippen« so, dass er verhindern wollte, mir vor *Sehnsucht* in die Arme zu fallen, was er verschämt bestätigt. Diese Deutung dokumentiert eine Transformation in meiner Gegenübertragung: Hinter dem Patienten, der sich in dem Gegenübertragungstraum, Jahre zuvor, hasserfüllt auf mich warf, um mich zu erstechen, wird nun in der Gegenübertragung ein Patient sichtbar, der mir sehnsüchtig in die Arme fallen will.

Herr Schreiber weint die ganze Woche hindurch. Er wolle sich nicht länger verstellen. »Ich will mich unter Menschen bewegen, mit all den Problemen und dem Nicht-Funktionieren, ohne von Scham überwältigt zu werden.«

Er schreibt am darauffolgenden Wochenende ein zweites Mal:

> »Lieber Herr Morbitzer,
> ich habe gerade versucht, Sie am Handy zu erreichen. Ich komme mir gerade vor wie auf Entzug. Drei Tage lang muss ich jetzt ohne Sie zurechtkommen! Mein Gott, was habe ich in den vergangenen Tagen bei Ihnen auf der Couch geweint!
> Es kommt mir vor, als ob ich mich erst jetzt allmählich öffnen kann mit all den Risiken und Nebenwirkungen, und jetzt habe ich Angst davor, die Nacht, wie schon die in der Woche zuvor, schlaflos zu verbringen. Auch heute Nachmittag habe ich mehrmals weinen müssen. Ich fühle mich entsetzlich einsam und allein, und vielleicht sollte ich trotz allem Schmerz froh darüber sein, weil ich mich nicht mehr in eine mich beruhigende Routine rette, mit der ich mich all die vergangenen Jahre regelrecht erstickt habe.
> Morgen kommt mich meine Mutter besuchen. Ich werde Ihnen am Montag berichten. Vielleicht ist es doch in Ordnung, dass ich Sie jetzt nicht erreicht habe, schließlich müssen Sie ja auch mal Feierabend machen.
> Alles Liebe.«

Er ruft mich später dann aber doch noch einmal an und erreicht mich diesmal. Er weint und sagt verzweifelt, wie einsam er sich fühle. Es ist kein langes Telefonat, ich versuche, ihn zu halten. Es ist das erste Mal in den sechs Jahren, dass er mich anruft, obwohl er von Anfang an die Nummer meines Mobiltelefons hatte.

In der Montagsstunde erzählt er weinend vom Treffen mit seiner Mutter, bei dem er ihr offen erzählt habe, wie es ihm gerade gehe. Es habe ihn überrascht, dass seine Mutter daraufhin länger geblieben sei als geplant und diesmal sogar mit ihm gesprochen und nicht nur »laut geschwiegen« habe. Hier erfährt er erstmals (!), dass seine Mutter nach seiner Geburt Masern bekommen hat und sie von allen isoliert und er von ihr getrennt worden sei. Es wird kein Zufall sein, dass seine Bewegung – raus aus seiner Isolation – dazu führt, dass sich auch bei seiner Mutter etwas öffnet und sie erstmals von *ihrer* damaligen Isolation nach der Geburt von Herrn Schreiber sprechen kann, die sie an ihre Kindheit erinnerte, als sie von ihrem Vater eingesperrt und isoliert wurde.

Es ist nach dem »Attentat«, drei Jahre zuvor, die zweite Zäsur in der Behandlung und führt zu einem echten *Neubeginn* (Balint 1966 [1932]). Bei der ersten Zäsur konnte sein Hass in die Behandlung kommen, bei dieser zweiten Zäsur nun endlich auch seine Liebe. Selbstverständlich hat Herr Schreiber auch in den zwei noch folgenden Analysejahren noch Krisen, gibt es Rückschritte und depressive Einbrüche, aber es kommt nicht mehr zu den psychotischen Ängsten und auch nicht mehr zum Auslöschen und den radikalen Abbrüchen, bei denen es immer so ausgesehen hatte, als müssten wir ständig wieder von vorne anfangen.

Er erinnert, wie er früher immer alles vergessen habe und jeweils schon zur nächsten Stunde nicht mehr gewusst habe, wovon wir in der vorigen gesprochen hatten. Jetzt sei es so, dass er die nächste Stunde jeweils kaum erwarten könne, um endlich weitermachen zu können. Es ist, als könnten wir nun endlich auf einem sicheren Boden, der Halt gibt, etwas aufbauen, was sich von nun an entwickeln darf.

Das Behandlungsende

Die folgenden zwei Jahre Analyse brauche ich nicht weiter auszuführen, sie entsprechen im Wesentlichen einer »klassischen« Analyse eines neurotischen Patienten. Was zumindest erwähnt werden muss, sind die Veränderungen, die Herr Schreiber nun schrittweise im *Außen* vollziehen kann, als würde er sich eine neue Welt aneignen bzw. seine alte Welt, jetzt aber als ganzer Mensch, ohne Einriss im Ich.

Den Anfang macht eine Lernpatenschaft, bei der er sich engagiert um ein (gestrandetes) Kind von Geflüchteten kümmert, mit ihm Schulaufgaben macht und gemeinsame Freizeitaktivitäten unternimmt. Es gibt eine gewisse Entspannung gegenüber seiner Familie. Und nach einigen erfolglosen Bewerbungen bekommt er die Chance, als Anwalt zu arbeiten. Dabei ist ihm im Vorstellungsgespräch wichtig, nicht mehr den »Sonnyboy« zu spielen und den Eindruck zu vermitteln, sofort loslegen zu können, sondern deutlich zu machen, dass er Zeit brauche, um langsam wieder reinzukommen. Er ist dafür auch bereit, zunächst weniger zu verdienen. Inzwischen ist sein Vertrag in einen unbefristeten und besser dotierten umgewandelt worden.

Er verliebt sich schließlich in eine Frau und fragt sich längere Zeit, ob er das Risiko eingehen kann, es ihr zu sagen. Endlich traut er sich und nach einem Jahr Beziehung zieht er mit ihr und ihren Kindern zusammen und kündigt seine Wohnung, in der er so lange isoliert gelebt hat.

Herr Schreiber meint, das Entscheidende, was er in der Analyse erreicht habe, sei für ihn, *lieben* gelernt zu haben. Vorher habe er sich bei jeder Frau gefragt: Warum die, warum nicht eine andere? Oder: Warum diesen Job und nicht einen anderen? Alles sei ihm beliebig und letztlich bedeutungslos vorgekommen. Inzwischen traut er sich, ein Objekt libidinös zu besetzen, wodurch es sich von allen anderen Objekten unterscheidet, wodurch er aber auch riskiert, von diesem bedeutsamen Objekt fallengelassen zu werden. Sein »Einriß in der Beziehung zur Außenwelt« hatte einst zu einer »Abziehung der ausgeschickten Besetzung« dieser Außenwelt geführt. Nun gibt er sich nicht mehr länger damit zufrieden, den Zusammenbruch lediglich vermieden zu haben, sondern kehrt zum »ursprünglichen, leidenschaftlichen Streben nach positiver Glückserfüllung« zurück, das »die Liebe zum Mittelpunkt nimmt« (Freud 1930a, S. 440f.).[16]

Am Ende der Analyse benennt Herr Schreiber dieses Wochenende, zwei Jahre zuvor, als den Wendepunkt in der Behandlung. Die Analyse war ein Ort zwischen Leben und Tod, solange er weder leben, noch sterben konnte.

16 Zu den strukturellen Voraussetzungen für Glück siehe Morbitzer (2013).

An diesem Wochenende habe er sich dann *entschieden*, leben zu wollen. »Ich war so verzweifelt, dass es immer so bleiben soll, da habe ich mich endlich *fallengelassen* und Ihnen und der Analyse eine Chance gegeben und bin das Risiko eingegangen.«

Hier ist das Sich-fallen-Lassen verbunden mit der Hoffnung, nicht endlos zu fallen, sondern von einem Objekt aufgefangen zu werden. Herr Schreiber beschreibt mit diesem Moment – sich fallen lassen zu können, statt fallen gelassen zu *werden* – genau Michael Balints Definition von einem Neubeginn (1966 [1932]). Für einen Neubeginn reicht es nach Balint nämlich nicht, die vielen Bedingungen bei sich zu kennen, die erfüllt sein müssen, »um angstfrei lieben zu können« (ebd., S. 170). Ebenso wenig reicht es, das Trauma zu kennen, von dem die Bedingungen herstammen, die vor einer Retraumatisierung schützen sollen. Vielmehr bestehe der Neubeginn, so Balint, im »*Fallenlassen der Bedingungen*« (ebd.; Hervorh. L. M.).

Als Herr Schreiber in seiner vorletzten Analysesitzung über seine Mutter spricht, bemerkt er zu seiner eigenen Überraschung, dass ihm eben erst klar werde, dass er nun doch noch etwas erreicht habe, was er sich lange Zeit nicht hatte vorstellen können – dass er seiner Mutter vergeben habe, weil sie es einfach nicht anders machen konnte. Und dass er das Gefühl habe, dass sie in den letzten Jahren im Rahmen ihrer eingeschränkten Möglichkeiten durchaus versucht habe, ihm zu helfen, indem sie ihm die Analyse ermöglicht habe. »Es ist ein sehr befreiendes Gefühl, den Hass auf meine Mutter und die Forderung nach Wiedergutmachung loslassen zu können.«

Auch wenn das Durcharbeiten der Gegenübertragung im Wesentlichen eine »stille Selbstanalyse« ist, wie Roger Money-Kyrle (1991 [1956], S. 37) schrieb, hat Herr Schreiber durchaus eine Ahnung davon, was im Stillen geleistet werden musste. Er vermutet, in meinem Beruf gebe es sicherlich »einiges auszuhalten«. Er erinnert am Ende nochmal an die Stunde, als er aus dem Fenster springen wollte, und die Wochen, als er hasserfüllt um das Haus des Vaters geschlichen sei, und wie oft er mich beschimpft habe, und wie oft er gesagt habe, dass er sich umbringen werde. »Ich weiß gar nicht, ob es jetzt passend ist, sich dafür zu entschuldigen, irgendwie hat das alles ja auch sein müssen und ist nicht anders gegangen.« Er sei dankbar, dass ich ihn damals nicht in die Psychiatrie eingewiesen oder die Polizei gerufen habe. Er wisse nicht, ob er dann aus diesem Zustand herausgefunden hätte. Er erinnert an den Vierfachmord von Eislingen zu Analysebeginn, als ein bis dahin unauffälliger Sonnyboy seine ganze Familie ausgelöscht hat. Und beim Amoklauf von Tim K. in Winnenden hätten später alle gefragt, warum das von dessen Therapeutin nicht verhindert worden sei. Er denke daher, dass es für mich keine leichten Entscheidungen gewesen sein können. Er kann hier die depressive Position einnehmen und Einfühlung in mich wagen, ohne dass es deswegen zu einem Einfühlungs*exzess* kommen muss.

Es ist alles andere als einfach, die Fülle des Materials einer so langen Analyse in eine überschaubare Form zu bringen. Herr Schreiber selbst hebt in seiner Nachbetrachtung am Ende der Analyse neben den dramatischen Momenten, auf die ich hier fokussiert habe, bemerkenswerterweise vor allem die *ruhigen* Momente der Behandlung hervor, die zu seinen wichtigsten Erfahrungen zählen würden. Das seien die Momente gewesen, bei denen er das Gefühl hatte, »dass die Wellenlänge stimmt«. Das macht er vor allem daran fest, dass ich bereit gewesen sei, mit ihm über Literatur zu sprechen; über die vielen Bücher, die er gelesen habe, weil er lange Zeit nichts anderes gehabt hatte, worüber er sonst hätte sprechen können. Dafür ist er dankbar.

Auch die *Boston Change Process Study Group* hebt neben den hochintensiven Momenten der Begegnung in einer Behandlung die Bedeutung solcher ruhiger Phasen für Veränderungsprozesse hervor, die in einem Schritt-für-Schritt-Prozess des »Zueinander-Passens« Veränderungen des *impliziten* Beziehungswissens auslösen (Bruschweiler-Stern et al. 2004).

Auch der Prozess der Rekonstruktion seiner Lebensgeschichte war für ihn sehr bedeutsam. Er kam mit dem Gefühl in die Analyse, nicht zu wissen, wer er eigentlich sei. Im Verlauf der Behandlung konnten wir die verstreuten Fragmente seiner Biografie einsammeln und die verbliebenen Lücken mit Konstruktionen (im Sinne Freuds 1937d) schließen, sodass das, was bislang rätselhafte Botschaften seiner schweigenden Familie waren, von ihm nach und nach übersetzt werden konnte in eine für ihn zusammenhängende sinnvolle Geschichte. Mit dem Ergebnis, dass er sich nicht länger für verrückt halten musste, wenn er Dinge auf eine bestimmte Weise erlebte, sondern als aus seiner individuellen Geschichte heraus verstehbar.

Auch wenn diese anderen Momente enorm wichtig waren, habe ich mich dennoch entschieden, den Fokus in dieser Arbeit auf die *Abwehr des Zusammenbruchs in Übertragung und Gegenübertragung* zu legen. Unsere andere Arbeit in den ruhigen Momenten war zweifelsohne bedeutsam und schuf wichtige Voraussetzungen für eine Entwicklung. Aber immer dann, wenn ihm bewusst wurde, wie wichtig es ihm war, sich wenigstens in den Stunden bei mir integriert zu fühlen, wurde das für ihn zum Gefahrensignal, dass ein erneutes Fallen-gelassen-Werden und damit ein erneuter Zusammenbruch unmittelbar bevorstand. Dann musste er alles bis dahin Erarbeitete vorher wieder aktiv und omnipotent selbst auslöschen. Ich habe ferner zu zeigen versucht, dass der Zusammenbruch zuerst in der Gegenübertragung überlebt werden musste, bevor Herr Schreiber sich getrauen konnte, den Zusammenbruch in der Übertragung zu riskieren.

Um den Zusammenbruch in der Gegenübertragung »überleben« zu können (im Sinne Winnicotts), war zuvor eine persönliche Entwicklung meinerseits notwendig. Insofern bestätigt sich, was schon Winnicott über seine Arbeit mit einer schwer regredierten Patientin schrieb:

> »Im Verlauf dieser Behandlung musste ich eine persönliche Entwicklung durchmachen, die für mich sehr schmerzlich war und die ich gerne vermieden hätte. […] [I]n den Phasen des Widerstands […] stellte sich immer wieder heraus, dass die Ursache ein *Gegenübertragungsphänomen* war, das eine weitere Selbstanalyse des Analytikers notwendig machte« (2008 [1955a], S. 162; Hervorh. L. M.).

Evaluation des Behandlungsergebnisses durch Vergleich von Initial- und Finaltraum

Abschließend möchte ich die stattgefundene Entwicklung in der Analyse zu evaluieren versuchen, indem ich den *Initialtraum* mit dem *Finaltraum* vergleiche, also den ersten mit dem letzten Traum innerhalb der Analyse.

Im Initialtraum, aus der zweiten Behandlungswoche, träumte Herr Schreiber:

> *Die Große Koalition zerbricht, der Landtag löst sich auf. Ich irre nachts verloren durch die Straßen einer Großstadt, werde verfolgt und bin voller Angst.*

Der »Bruch der Großen Koalition« steht auf einer Ebene für den Bruch nach der Entdeckung der verheimlichten Adoption, früher noch für den Bruch nach der Trennung der Eltern und auf der frühesten Ebene für den Bruch in der Mutter-Kind-Beziehung nach der Geburt. Die anschließende »Auflösung« des Landtages steht für den Zusammenbruch in Herrn Schreiber selbst und die damit verbundenen psychotischen Ängste. Bei der *Schilderung* dieses Traumes kam es ebenfalls zu einem Bruch in der Sitzung und zu Auflösungserscheinungen in der Gegenübertragung. Denn es folgten nach der benannten Auflösung des Landtages viele irritierende und unverständliche Orts- und Personenwechsel (ähnlich wie im Erstgespräch), die ich nicht festhalten konnte, sodass auch ich in der Stunde verloren war und ein Gefühl des Fallens erlebte. Der Initialtraum veranschaulicht damit nicht nur den Verlust einer haltenden Umwelt und das Fallen danach, Herrn Schreibers Erzählung ließ mich diese Auflösung in der Gegenübertragung *in nuce* selbst erleben.

Der Finaltraum aus der Nacht vor der letzten Sitzung lautet demgegenüber:

> *Ich gehe mit meiner Freundin auf einem Berg spazieren. Sie verschwindet im Dickicht, dahinter ist ein Abgrund. Ich sehe sie nicht mehr, erschrecke und denke, sie ist abgestürzt. Dann sehe ich, dass da eine große Rutsche*

ist, mit der man nach unten rutschen kann. Ich rutsche hinterher. Dieses Rutschen ist ein wunderbarer Moment, so sanft.

Unten wartet sie, aber wir müssen uns dann verabschieden. Sie geht zum Bus und fährt zur Arbeit. Dann gibt es so einen Moment der Verlorenheit, wie ich da so allein stehe. Dann denke ich mir aber, dass wir uns ja heute Abend wieder sehen werden und fahre auch zur Arbeit.

Es ist bemerkenswert, dass der Finaltraum, nach den Jahren seiner Arbeitslosigkeit, mit der Anerkennung des Realitätsprinzips endet – arbeiten gehen zu müssen. Wichtiger ist für den vorliegenden Zusammenhang jedoch, dass der Traum ein letztes Mal Herrn Schreibers Angst vor dem Fallen behandelt. Der Traum bestätigt die These Freuds (1930a),

> »daß im Seelenleben nichts, was einmal gebildet wurde, untergehen kann, daß alles irgendwie erhalten bleibt und unter geeigneten Umständen [...] wieder zum Vorschein gebracht werden kann« (S. 426).

Denn die alten Objektbeziehungserfahrungen sind auch weiterhin vorhanden und wurden durch die Analyse nicht zum Verschwinden gebracht: Auf eine idyllische, arglose Situation (der Spaziergang) folgt der unerwartete Objektverlust, ein Abgrund und die *Möglichkeit*, zu fallen. Weder das Objekt noch er müssen hier jedoch tatsächlich fallen, denn die Traumarbeit fängt den Fall sanft ab durch eine Rutsche. Die Rutsche verstehe ich als Darstellung der mithilfe der Analyse erworbenen neuen Objektbeziehungserfahrung, die Winnicott *Holding* nennt. Die Rutsche greift auch die körperlich-haltgebende Erfahrung des Liegens auf der Couch auf.

Das Ende der Behandlung muss Herr Schreiber zudem nicht verleugnen – am Ende des Traumes steht ein Abschied. Auch im zweiten Teil des Traumes wird die alte Objektbeziehungserfahrung angedeutet – nach der Trennung gibt es einen Moment der Verlorenheit, der die Verlorenheit nach dem Bruch der Großen Koalition noch einmal anklingen lässt. Auch im Finaltraum besteht somit die *Möglichkeit*, nach der Trennung auseinanderzufallen. Dann ermöglicht die Traumarbeit jedoch abermals etwas Neues: Herr Schreiber beginnt im Traum zu *denken*. Durch einen Gedanken kann er das verlorene Objekt im Inneren wiederherstellen (»Dann *denke* ich mir aber, dass wir uns ja heute Abend wieder sehen werden.«).

Bion hat der Entwicklung der Fähigkeit, die Abwesenheit eines Objektes im Inneren zu einem Gedanken werden zu lassen, in seiner *Theorie des Denkens* (1990a [1962]) einen ganz zentralen Platz eingeräumt. Denn ein solcher Gedanke

> »*überbrückt [...] die Lücke der Versagung* zwischen dem Augenblick, in dem ein Bedürfnis gefühlt wird, und demjenigen, in dem durch eine geeignete Handlung die Bedürfnisbefriedigung eintritt« (ebd., S. 227; Hervorh. L.M.).

Als Kind hatte Felix Schreiber noch keinen seelischen Apparat, der einen solchen Gedanken hätte denken können. Der frühe Objektverlust führte damals zu »undenkbarer« Angst (Winnicott). Inzwischen hat er jedoch das Vertrauen, dass sich das verlorene Objekt wiederfinden lässt und er darum seine emotionale Bindung an dieses Objekt nicht auszulöschen braucht. »Er kann dann sozusagen«, wie Freud (1926d, S. 203) einmal schrieb, »Sehnsucht empfinden, die nicht von Verzweiflung begleitet ist.«

Nachuntersuchung

Es liegt eine Katamnese dieser Analyse vor, die Einblick in das weitere Schicksal der alten und der neu erworbenen inneren Prozesse gewährt. Herr Schreiber meldet sich ein Jahr nach dem Ende der Behandlung wieder und schreibt, er würde mich gerne einmal wiedersehen:

> *»Sie fehlen mir, andererseits fühlt es sich oft an, als ob Sie noch da sind. Die Jahre, die ich Sie aufgesucht habe, sind für mich der Pfeiler, die Stütze, auf der ich mein heutiges Leben aufbauen konnte. Schwierige und stressige Phasen haben gezeigt, dass das Fundament trägt. Und so gesehen sind Sie mir immer noch nah.«*

Seine Formulierungen (Pfeiler, Stütze, Fundament, tragfähig) betonen sämtlich die *Holding*-Funktion (Winnicott), die ein »Fallen« aufhält und die er offenbar weitgehend verinnerlichen und stabil in sich halten konnte.[17]

Beim Termin berichtet er, dass es ihm weiterhin gut gehe und er im Beruf gut zurechtkomme. Er habe sich inzwischen verlobt und sie wollen bald heiraten.

Interessant ist nun Folgendes: Herr Schreiber hat sich nicht an mich gewendet, um mit meiner Hilfe zu klären, *ob* er sich verloben will. Das hat er allein entscheiden können. Und er hat sich auch nicht an mich gewandt, weil die Verlobung erneut regressive Prozesse ausgelöst hätte (wie etwa klaustrophobe Ängste, nun »in der Haut der Freundin zu wohnen«; also Ängste, die zur Reaktualisierung der Prozessidentifikation mit dem vor der Ehe flüchtenden Vater hätten führen können). Das in der Analyse Erworbene hat ausgereicht, damit allein zurechtzukommen. Warum also hat er sich gemeldet? Bewusst ist ihm nur das Motiv, mir davon berichten zu wollen.

Ein ihm selbst unbewusstes Motiv, sich wieder zu melden, findet Aufklärung anhand des Zeitpunktes seiner Kontaktaufnahme. Die Reihenfolge war nämlich die: Er hatte sich zwar entschieden, heiraten zu wollen, seine Freundin aber noch nicht gefragt. Er vereinbarte dann den Termin bei mir und hat sie unmittelbar nach der Terminvereinbarung gefragt, ob sie ihn heiraten will. Eine Woche später ist unser Termin und er erzählt mir stolz von seiner Entscheidung und ihrer Reaktion und macht dabei auf mich den Eindruck eines »gestandenen Mannes«, wie er so davon berichtet und wie er mir am Ende die Hand drückt, mich direkt ansieht (ohne umzukippen) und sich für alles bedankt.

Es lässt sich im Gespräch dann verstehen, dass er zwar für sich selbst die Entscheidung treffen konnte, die Freundin heiraten zu wollen, ihn aber das *Fragen* wieder in die Abhängigkeit vom Objekt gebracht hat und damit in Kontakt zu seiner alten Angst vor dem Fallen-gelassen-Werden durch ein solches libidinös hochbesetztes Objekt. Mit der Terminvereinbarung hat er sich somit selbstfürsorglich präventiv abgesichert, dass er aufgefan-

17 Parallel dazu wurden die Erfahrungen in der Behandlung von Herrn Schreiber als »Gegenübertragungsgewinn« auch bei mir zu einem Fundament meiner weiteren Arbeit und einer inneren Stütze in anderen Behandlungen.

gen werden würde, sollte sie ihn zurückweisen (der Termin hat dann die Funktion der »Rutsche« aus dem Finaltraum, die den möglichen Fall sanft abfangen könnte). Das heißt, er hat (unbewusst) spüren können, dass die alten Prozesse in ihm nicht völlig verschwunden sind, sondern nach wie vor bereitliegen und an so relevanten Regressionspunkten (wie einem Heiratsantrag) wieder virulent werden können. Da die Freundin aber »Ja« gesagt hat, braucht er den Termin dafür nicht. Er kommt daher nicht regrediert, sondern als »gestandener Mann«, was in der Gegenübertragung zu einem neuen Gefühl väterlichen Stolzes führt.

Literatur

Balint, M. (1966 [1932]): Charakteranalyse und Neubeginn. In: Die Urformen der Liebe und die Technik der Psychoanalyse. Stuttgart: Ernst Klett, 165–177.

Balint, M. (1970 [1968]): Therapeutische Aspekte der Regression. Die Theorie der Grundstörung. Übers. K. Hügel. Reinbek/Hamburg: Rowohlt.

Bion, W.R. (1990 [1959]): Angriffe auf Verbindungen. In: E. Bott Spillius (Hrsg.): Melanie Klein Heute. Entwicklungen in Theorie und Praxis. Bd. 1: Beiträge zur Theorie. Übers. E. Vorspohl. München: Internationale Psychoanalyse, 110–129.

Bion, W.R. (1990a [1962]): Eine Theorie des Denkens. In: E. Bott Spillius (Hrsg.): Melanie Klein Heute. Entwicklungen in Theorie und Praxis. Bd. 1: Beiträge zur Theorie. Übers. E. Vorspohl. München: Internationale Psychoanalyse, 225–235.

Bion, W.R. (1990b [1962]): Lernen durch Erfahrung. Übers. E. Krejci. Frankfurt a.M.: Suhrkamp.

Bion, W.R. (2006 [1970]): Aufmerksamkeit und Deutung. Übers. E. Vorspohl. Frankfurt a.M.: Brandes & Apsel.

Bollas, C. (1997 [1987]): Der Schatten des Objekts. Das ungedachte Bekannte. Zur Psychoanalyse der frühen Entwicklung. Übers. C. Trunk. Stuttgart: Klett-Cotta.

Brandchaft, B., Doctors, S. & Sorter, D. (2015 [2010]): Emanzipatorische Psychoanalyse. Systeme pathologischer Anpassung – Brandchafts Konzept der

Intersubjektivität. Übers. G. Pawlowsky & A. Vodopiutz. Frankfurt a.M.: Brandes & Apsel.

Brenman Pick, I. (1991 [1985]): Durcharbeiten in der Gegenübertragung. In: E. Bott Spillius (Hrsg.): Melanie Klein Heute. Entwicklungen in Theorie und Praxis. Bd. 2: Anwendungen. Weinheim: Internationale Psychoanalyse, 45–64.

Bruschweiler-Stern, N., Harrison, A.M., Lyons-Ruth, K., Morgan, A.C., Nahum, J.P., Sander, L.W., Stern, D.N. & Tronick, E.Z. (2004): Das Implizite erklären: Die lokale Ebene und der Mikroprozeß der Veränderung in der analytischen Situation. Psyche – Z Psychoanal 58, 935–952.

Danckwardt, J.F. (2004): »… aber ich fühle, es ist anders …« (Paula Heimann): Anmerkungen zum Affektsystem der Gewißheit bei psychotischen, neurotischen und »normotischen« Mechanismen. Jahrb Psychoanal 48, 69–102.

Danckwardt, J.F. (2006): Der Einriß in der Beziehung des Ichs zur Außenwelt und seine Performance als Restitutionsversuch – Eine Einführung. Jahrb Psychoanal 53, 11–27.

Danckwardt, J.F. (2011): Die Verleugnung des Todestriebs. Jahrb Psychoanal 62, 137–163.

Danckwardt, J.F. (2022): Rezension zu: L.M. Hermanns (Hrsg.) (2021): Psychoanalyse in Selbstdarstellungen. Band XIII. Frankfurt a.M.: Brandes & Apsel. Luzifer–Amor 35, 206–207.

Ferenczi, S. (1988 [1932]): Ohne Sympathie keine Heilung. Das klinische Tagebuch von 1932. Hrsg. von J. Dupont. Frankfurt a.M.: Fischer.

Ferenczi, S. (1933): Sprachverwirrung zwischen den Erwachsenen und dem Kind. (Die Sprache der Zärtlichkeit und der Leidenschaft). Internationale Zeitschrift für Psychoanalyse 19, 5–15.

Freud, A. (1980 [1936]): Das Ich und die Abwehrmechanismen. München: Kindler.

Freud, S. (1892–1893): Ein Fall von hypnotischer Heilung nebst Bemerkungen über die Entstehung hysterischer Symptome durch den »Gegenwillen«. GW 1, 3–17.

Freud, S. (1909b): Analyse der Phobie eines fünfjährigen Knaben. GW 7, 241–377.

Freud, S. (1912e): Ratschläge für den Arzt bei der psychoanalytischen Behandlung. GW 8, 376–387.

Freud, S. (1913i): Die Disposition zur Zwangsneurose. GW 8, 442–452.
Freud, S. (1914g): Erinnern, Wiederholen und Durcharbeiten. (Weitere Ratschläge zur Technik der Psychoanalyse II). GW 10, 126–136.
Freud, S. (1915e): Das Unbewußte. GW 10, 264–303.
Freud, S. (1920g): Jenseits des Lustprinzips. GW 13, 1–69.
Freud, S. (1923b): Das Ich und das Es. GW 13, 237–289.
Freud, S. (1924b [1923]): Neurose und Psychose. GW 13, 387–391.
Freud, S. (1925h): Die Verneinung. GW 14, 11–15.
Freud, S. (1926d): Hemmung, Symptom und Angst. GW 14, 111–205.
Freud, S. (1930a): Das Unbehagen in der Kultur. GW 14, 419–506.
Freud, S. (1937c): Die endliche und die unendliche Analyse. GW 16, 59–99.
Freud, S. (1937d): Konstruktionen in der Analyse. GW 16, 41–56.
Freud, S. (1940a [1938]): Abriß der Psychoanalyse. GW 17, 63–123.
Freud, S. (1940e): Die Ichspaltung im Abwehrvorgang. GW 17, 57, 59–62.
Green, A. (1993): Die tote Mutter. Psyche – Z Psychoanal 47, 205–240.
Grotstein, J.S. (2006): »Projektive Transidentifizierung«. Eine Erweiterung des Konzepts der projektiven Identifizierung. Int Psychoanalyse 1, 159–186.
Heimann, P. (2016 [1950]): Zur Gegenübertragung. In P. Heimann: Gegenübertragung und andere Schriften zur Psychoanalyse. Vorträge und Aufsätze aus den Jahren 1942–1980. Übers. E. Vorspohl. Stuttgart: Klett-Cotta, 111–117.
Kittler, E. (1991): Gedanken zum Werk von André Green. Jahrb Psychoanal 28, 109–147.
Klein, M. (1996 [1935]): Beitrag zur Psychogenese der manisch-depressiven Zustände. In: R. Cycon & H. Erb (Hrsg.): Gesammelte Schriften. Bd. I. Schriften 1920–1945. Teil 2. Übers. E. Vorspohl. Stuttgart: frommann-holzboog, 29–76.
Klein, M. (1996 [1940]): Die Trauer und ihre Beziehung zu manisch-depressiven Zuständen. In: R. Cycon & H. Erb (Hrsg.): Gesammelte Schriften. Bd. I. Schriften 1920–1945. Teil 2. Übers. E. Vorspohl. Stuttgart: frommann-holzboog, 159–200.
Klein, M. (2000 [1946]): Bemerkungen über einige schizoide Mechanismen. In: R. Cycon & H. Erb (Hrsg.): Gesammelte Schriften. Bd. III. Schriften 1946–1963. Übers. E. Vorspohl. Stuttgart: frommann-holzboog, 1–41.
Money-Kyrle, R. (1991 [1956]): Normale Gegenübertragung und mögliche Abweichungen. In: E. Bott Spillius (Hrsg.): Melanie Klein Heute. Entwick-

lungen in Theorie und Praxis. Bd. 2: Anwendungen. Übers. E. Vorspohl. Stuttgart: Klett-Cotta, 29–44.

Morbitzer, L. (2013): Zur Psychoanalyse des Glücks. Forum Psychoanal 29, 269–290.

Morbitzer, L. (2015): Die Musik der Sitzung hören lernen. Überlegungen zu kasuistischen Seminaren in der psychoanalytischen Ausbildung. Psyche – Z Psychoanal 69, 1139–1161.

Morbitzer, L. (2017): Der Laios-Komplex. Zur Psychodynamik der Begegnung der Generationen. In: L. Tamulionytė, G. Allert, K. Albert, A. Bilger, D. Feil, H. Kächele, R. Roos, C. Schwilk, J.A. Spiekermann (Hrsg.): Brüche und Brücken: Wege der Psychoanalyse in die Zukunft. Tagungsband der DPV-Frühjahrstagung. Gießen: Psychosozial, 340–363.

Morbitzer, L. (2018a): Laios und Lord Voldemort. Rebellion gegen die Endlichkeit. In: B. Unruh, I. Moeslein-Teising & S. Walz-Pawlita (Hrsg.): Rebellion gegen die Endlichkeit. Gießen: Psychosozial, 95–110.

Morbitzer, L. (2018b): Neu gelesen: Sigmund Freud (1892–1893): Ein Fall von hypnotischer Heilung. Forum Psychoanal 34, 441–449.

Morbitzer, L. (2020): Darth Vader, der Laios-Komplex und die dunkle Seite der Macht. In: I. Moeslein-Teising, G. Schäfer & R. Martin (Hrsg.): Generativität. Gießen: Psychosozial, 44–62.

Nissen, B. (2016): Melancholie und Zusammenbruch. Eine Neubetrachtung von Freuds »Trauer und Melancholie«. Jahrb Psychoanal 73, 123–145.

Ogden, T.H. (1979): On projective identification. Int J Psychoanal 60, 357–373.

Press, J. (2017): Jenseits der Melancholie. Von »Trauer und Melancholie« zu »Die Angst vor dem Zusammenbruch«. Jahrb Psychoanal 75, 67–93.

Press, J. (2018): Der Gebrauch von Winnicott. Psyche – Z Psychoanal 72, 278–307.

Racker, H. (1978 [1959]): Übertragung und Gegenübertragung. Studien zur psychoanalytischen Technik. Übers. G. Krichhauff. München: Ernst Reinhardt.

Santayana, G. (2011 [1905]): The life of reason or The phases of human progress. Introduction and Reason in common sense. The works of George Santayana. Vol. VII. Book 1. Cambridge: The MIT Press.

Steiner, J. (1998 [1993]): Orte des seelischen Rückzugs. Pathologische Organisationen bei psychotischen, neurotischen und Borderline-Patienten. Übers. H. Weiß. Stuttgart: Klett-Cotta.

Stern, D.N., Sander, L.W., Nahum, J.P., Harrison, A.M., Lyons-Ruth, K., Morgan, A.C., Bruschweiler-Stern, N. & Tronick, E.Z. (2002): Nicht-deutende Mechanismen in der psychoanalytischen Therapie. Das »Etwas Mehr« als Deutung. Psyche – Z Psychoanal 56, 974–1006.

Wegner, P. (2004): Warum Psychoanalysen ihre Zeit brauchen. Modulation der Gegenübertragung in der Re-Analyse einer schwer depressiven Patientin. Z Psychoanal Theor Prax 19, 88–106.

Wegner, P. (2006): Überwältigtwerden als Performance. Performance als Restitutionsversuch. Jahrb Psychoanal 53, 29–51.

Winnicott, D.W. (2008 [1947]): Hass in der Gegenübertragung. In: Von der Kinderheilkunde zur Psychoanalyse. Übers. G. Theusner-Stampa. Gießen: Psychosozial, 67–78.

Winnicott, D.W. (2008 [1953]): Übergangsobjekte und Übergangsphänomene. In: Von der Kinderheilkunde zur Psychoanalyse. Übers. M. Ermann. Gießen: Psychosozial, 257–283.

Winnicott, D.W. (2008 [1955a]): Metapsychologische und klinische Aspekte der Regression im Rahmen der Psychoanalyse. In: Von der Kinderheilkunde zur Psychoanalyse. Übers. G. Theusner-Stampa. Gießen: Psychosozial, 159–178.

Winnicott, D.W. (2008 [1955b]): Klinische Varianten der Übertragung. In: Von der Kinderheilkunde zur Psychoanalyse. Übers. G. Theusner-Stampa. Gießen: Psychosozial, 191–196.

Winnicott, D.W. (2008 [1956a]): Primäre Mütterlichkeit. In: Von der Kinderheilkunde zur Psychoanalyse. Übers. G. Theusner-Stampa. Gießen: Psychosozial, 135–141.

Winnicott, D.W. (2008 [1956b]): Rückzug und Regression. In: Von der Kinderheilkunde zur Psychoanalyse. Übers. U. Goldacker-Pohlmann. Gießen: Psychosozial, 179–190.

Winnicott, D.W. (2002 [1960]): Ich-Verzerrung in Form des wahren und des falschen Selbst. In: Reifungsprozesse und fördernde Umwelt. Übers. G. Theusner-Stampa. Gießen: Psychosozial, 182–199.

Winnicott, D.W. (2018 [1965]): Die Psychologie der Verrücktheit. Psyche – Z Psychoanal 72, 254–266.

Winnicott, D.W. (1974 [1966]): Die Lokalisierung des kulturellen Erlebens. In: Vom Spiel zur Realität. Übers. M. Ermann. Stuttgart: Klett-Cotta, 111–120.

Winnicott, D.W. (1974 [1971]): Objektverwendung und Identifizierung. In: Vom Spiel zur Realität. Übers. M. Ermann. Stuttgart: Klett-Cotta, 101–110.

Winnicott, D.W. (1991 [1974]): Die Angst vor dem Zusammenbruch. Psyche – Z Psychoanal 45, 1116–1126.

Zustandekommen des Patientenberichtes

Leopold Morbitzer

Nach Abschluss der Analyse von Herrn Schreiber habe ich gelegentlich überlegt, über diese Behandlung zu schreiben, erstmals unmittelbar nach der letzten Sitzung, als Herr Schreiber mir den Traum von der Rutsche erzählte. Mit diesem Traum hatte ich eine Idee gewonnen, wie sich die Geschichte dieser Analyse erzählen ließe, ohne den Wald vor lauter Bäumen nicht mehr zu sehen, was bei einer langen Behandlung leicht geschehen kann. Es entstand die Idee, das *Fallen* in seinen vielen Variationen in den Blick zu nehmen und diese Wiederholung, Entwicklung und Transformation des Fallens in Symptomatik, in Träumen, in Übertragung und Gegenübertragung nachzuzeichnen, von Beginn der Analyse bis zum Ende und über das Ende hinaus.

Ich habe dennoch gezögert, weil mir eine Veröffentlichung nur mit dem Einverständnis von Herrn Schreiber möglich schien. Im Rahmen seiner Adoptionsgeschichte sind ihm von seiner Familie viele höchstpersönliche Informationen vorenthalten und Entscheidungen für ihn getroffen worden, ohne ihn miteinzubeziehen. Diese Erfahrung sollte sich mit seiner Analyse nicht wiederholen. Ihn aber von mir aus mit dieser Frage zu konfrontieren, in Unkenntnis darüber, in welcher Situation er sich gerade befindet und was das bei ihm auslöst, schien mir nicht vertretbar.

Drei Jahre nach Ende seiner Analyse sucht mich Herr Schreiber schließlich noch einmal auf, um mir zu sagen, dass es ihm weiterhin sehr gut gehe. Er berichtet von seiner Hochzeit, seinen Stiefkindern, die ihm sehr ans Herz gewachsen seien, und dass er weiterhin in der Kanzlei arbeite. Er meint dann, dass es sich für ihn jetzt irgendwie anders anfühle, hier zu sein. »Einerseits sehr vertraut, aber doch auch irgendwie – wie *Vergangenheit*, ein Teil meines Lebens, der jetzt hinter mir liegt.« Er denke gerade, dass er vielleicht nicht mehr kommen wird, allenfalls mal eine Karte schreibe, um mich wissen zu lassen, wie es ihm gehe. Er brauche diese Sicherheit nicht mehr, sich wieder an mich wenden zu können.

Als er das sagt, habe ich den Eindruck, dass es jetzt möglich geworden ist, ihn zu fragen, ob er damit einverstanden sei, wenn ich über diesen Teil seiner Vergangenheit etwas schreibe. Es beruhigt mich, dass er nicht sofort zustimmen muss, sondern sich Bedenkzeit wünscht (kein Einfühlungsexzess in meine Publikationswünsche). Er bespricht sich mit seiner Frau, überlegt ein paar Tage und schreibt dann, dass er einverstanden sei und auch neugierig zu lesen, was ich schreibe.

Herr Schreiber liest schließlich meine Falldarstellung, an der er nur wenig verbessert und in der er sich richtig wahrgenommen fühlt. Am meisten hat ihn natürlich die Beschreibung meiner Gegenübertragung beschäftigt. Die habe ihn zuerst bekümmert, dann aber auch beeindruckt. Diese Konfrontation mit der Gegenübertragung des Analytikers ist sicher eine Zumutung für Patienten. Winnicott (2008 [1947]) hält es sogar für »eine gefährliche Angelegenheit« (S. 77), weswegen man den Zeitpunkt dafür sorgfältig wählen müsse. In den Anfangsstadien der Behandlung seien Patienten noch zu krank dafür. Dennoch bleibe die Analyse für Winnicott letztlich »unvollständig, wenn es selbst kurz vor ihrer Beendigung dem Analytiker nicht möglich wird, dem Patienten zu sagen, was er, der Analytiker, für den Patienten getan hat, ohne dass dieser es bemerkte« (ebd., S. 77f.). Denn dieses Wissen helfe dem Patienten bei seiner weiteren Entwicklung. »Solange diese Deutung noch nicht erfolgt ist, wird der Patient in gewissem Maß in der Position des Kindes belassen – dessen, der nicht verstehen kann, was er seiner Mutter verdankt« (ebd., S. 78).

Herr Schreiber stimmt der Publikation schließlich zu und schreibt:

> »Sie haben da ja – gelinde gesagt – ganz schön was durchleiden müssen mit mir! […] Ich bereue weder, dass ich Ihnen meine Zustimmung zu der Erstellung des Berichts gegeben, noch dass ich ihn gelesen habe. Krass, wie lange ich ganz nah am Abgrund gelebt habe. Das zu lesen ist jedoch nicht verstörend, sondern weckt in mir vielmehr Gefühle der Dankbarkeit (und auch ein wenig des Stolzes, wenn ich ehrlich bin), dass ich das alles mit Ihrer Hilfe durchgestanden habe und heute ein normales und glückliches Leben leben kann.«

Während seiner Analyse hatte Herr Schreiber wiederholt den Wunsch geäußert, irgendwann nicht mehr nur lesen zu wollen, sondern auch selbst etwas zu schreiben. Die Phantasie, Schriftsteller zu sein, war hoch besetzt und das Schreiben bzw. Nicht-Schreiben-Können war immer wieder Thema. Sein Problem war, dass er nicht wusste, worüber er schreiben soll; er hatte das Gefühl, nichts zu sagen zu haben. So saß er immer wieder stundenlang vor einem weißen Blatt Papier, ohne dass ihm etwas einfallen wollte. Das »weiße Blatt Papier« war daher in der Analyse eine ebenso häufige Metapher wie die »leere Schublade« oder »der Mann ohne Eigenschaften«.

Wenige Wochen vor dem »Attentat« im dritten Analysejahr notierte er diesen Zweizeiler:

»Das große weiße Blatt,
das hat das Weiß-Sein satt.«

Daran denkend frage ich ihn, ob er vielleicht selbst auch etwas über die Zeit seiner Analyse schreiben wolle. Er erinnert sich dann, dass er zu Beginn der Analyse nach einem Fall wie dem seinen gesucht hatte (jemand, der außer der Analyse nichts hat, weder Arbeit noch Beziehungen); ein Fall, der ihn hätte hoffen lassen, dass ein solches Unternehmen auch unter diesen Bedingungen gelingen kann. Er sei damals nicht fündig geworden und hätte daher Lust, für potenzielle Patientinnen und Patienten zu schreiben, die sich mit dem Gedanken tragen, eine Analyse zu beginnen.

Mit der Analyse hatte er damals begonnen zu träumen, was davor kaum der Fall gewesen sei. Seine Träume notierte er in ein Tagebuch. Auf diese Notizen konnte er bei seinem Bericht jetzt zurückgreifen, für den er sich fast ein Jahr Zeit genommen hat. Ich vermute, dass sein von ihm gewähltes Pseudonym auch sein Glück zum Ausdruck bringt, endlich selbst schreiben zu können.[1]

1 *Felix:* lat. »glücklich«.

Literatur

Winnicott, D.W. (2008 [1947]): Hass in der Gegenübertragung. In: Von der Kinderheilkunde zur Psychoanalyse. Übers. G. Theusner-Stampa. Gießen : Psychosozial, 67–78.

Aufruhr

Felix Schreiber[1]

Irgendwann war die Diskrepanz ganz einfach zu groß geworden zwischen dem, was ich nach außen hin darstellte – als junger Anwalt in einer Wirtschaftskanzlei mit zwei durchaus präsentablen Staatsexamina –, und dem, wie ich mich fühlte: vereinsamt, kraftlos, müde, ausgebrannt, vollkommen plan- und ziellos. Die Kündigung des Jobs befreite mich zwar von dem Gefühl der totalen Überforderung. Nach dem letzten Arbeitstag stand ich aber ziemlich rat- und hilflos da – ohne Gehalt, ohne Liebe und ohne den leisesten Schimmer, was ich will, was ich kann oder was ich machen soll. Ich war ausgestiegen und das Leben da draußen fand nun ohne mich statt. Auf Anraten einer Therapeutin, die ich ein paar Wochen lang aufgesucht hatte, meldete ich mich bei einem Institut für Psychoanalyse, wo man mir einen Analytiker empfahl, den ich kurze Zeit später zum ersten Mal aufsuchte. Und so legten wir los, mein Analytiker und ich.

Ehe ich aber auf die Behandlung zu sprechen komme, vielleicht noch ein paar Worte vorweg zu deren Finanzierung: ohne Job kein Gehalt. Ich verfügte zwar über ein geerbtes Guthaben; dieses wies jedoch keine Höhe auf, die es mir über längere Zeit ermöglicht hätte, meinen Lebensunterhalt inklusive Psychoanalyse zu bestreiten. Die gesetzliche Krankenkasse übernahm zum damaligen Zeitpunkt zwar für die Dauer von drei Jahren einen Großteil der Kosten der Analyse. Dass diese aber deutlich länger als drei Jahre dauern könnte, machte mir mein Analytiker noch vor dem Beginn der Behandlung klar. Arbeitslosenhilfe oder gar Hartz IV zu beziehen, kam für mich gleich aus mehreren Gründen nicht in Betracht. Zum einen fand ich, dass es nicht Aufgabe der Allgemeinheit war, mich zu unterstützen;

1 Pseudonym. Name dem Verlag bekannt.

schließlich hatte ich selbst gekündigt, meine Lage also selbst verschuldet (oder doch zumindest herbeigeführt), und – von außen betrachtet – brachte ich mit meiner Ausbildung ja alles mit, um Geld zu verdienen. Ausschlaggebender war aber sicherlich der Umstand, dass ich mich für mein Nichtstun schämte und es als quälend empfunden hätte, gegenüber dem Arbeitsamt die Hosen herunterlassen zu müssen. Und Hartz IV hätte ohnehin nicht gereicht, um damit meinen Lebensunterhalt und die Kosten der Analyse zu bestreiten. Und so nahm ich die finanzielle Unterstützung von derjenigen Person an, die, wie ich fand, nicht ganz unbeteiligt an meiner misslichen Lage war – meiner Mutter. Hatte ich nicht bereits bewiesen, dass ich in der Lage war, mein Leben in die eigene Hand zu nehmen, es aus eigener Kraft zu schaffen? Immerhin hatte ich Jura studiert, beide Staatsexamen bestanden und anschließend einen Job in einer Kanzlei ergattert. Nun, all das interessierte meine Mutter nicht im Geringsten. So wenig sie bereit war, mit mir über meine frühe Kindheit und meinen damals verschwundenen Vater zu reden, so wenig hatte sie ein Problem damit, mich finanziell zu unterstützen.

Wie sah die Behandlung aus? Nun, ich suchte meinen Analytiker viermal pro Woche auf – an zwei Tagen früh morgens, an zwei Tagen spät abends. Die Termine hatten wir so vereinbart, da ich davon ausgegangen war, ich würde alsbald wieder arbeiten gehen. Dann änderte ich lange Zeit nichts an den Terminen, da ich hoffte, bald wieder arbeiten gehen zu können. So musste ich eben zweimal in der Woche früh raus. Die Abendtermine waren weniger tragisch. Es dauerte ein paar Jahre, ehe ich akzeptierte, dass ich bis auf Weiteres keiner Tätigkeit nachgehen würde, und auf die Idee kam, diesen Punkt mit meinem Analytiker zu besprechen und Termine spätvormittags oder nachmittags zu vereinbaren. Eine Sitzung dauerte fünfzig Minuten. Ich lag auf der Couch und mein Analytiker saß hinter mir auf seinem Stuhl. Ich schaute zur Decke, an die Wand oder aus dem Fenster. Manchmal machte ich die Augen auch zu. Wohin mein Analytiker schaute, kann ich nicht sagen, er saß ja außerhalb meines Blickfeldes. Von seinen Patienten sieht er aber vermutlich zumeist die Haare oder, wo diese spärlich oder gänzlich verschwunden sind, die Kopfhaut, die Schuhe (die behält man an, eine extra Fußmatte am Ende der Couch schützt die Matratze vor Verschmutzungen), die Beine und schließlich noch die Arme, wenn der Patient seine Worte mit entsprechenden Handbewegungen untermalt. Hatte ich mein eigenes Kopfkissen? Mein Analytiker bejahte diese Frage zu meiner Erleichterung. Am Rand der Couch lag zudem eine aufgerollte Wolldecke, mit der ich mich im Winter und Herbst gerne bis zu den Schienbeinen zudeckte, sodass am anderen Ende der Couch nur noch meine Schuhe hervorlugten. So viel zum Setting.

Die Behandlung funktioniert so, dass man sich hinlegt und dem Analytiker erzählt, was einem durch den Kopf geht, also frei assoziiert. Auf einer Seite seines Webauftritts erläutert mein Analytiker, wie der Analysand dazu beitragen kann, dass die psychoanalytische Behandlung gelingen kann, und zitiert dabei Sigmund Freud. Dieser empfiehlt dem Analysanden, sich einen Zugreisenden vorzustellen, der in einem Abteil sitzt und aus dem Fenster nach draußen blickt, wo er die vorbeiziehende Landschaft beobachtet, und einem Mitreisenden, dem der Blick nach draußen verwehrt ist, unvoreingenommen und ohne zu werten schildert, was er sieht. Das ist ja alles kein Problem, solange man da draußen Bäume, Brücken, Pferde, Spaziergängerinnen mit Hunden oder dergleichen Idyllisches zu sehen bekommt.

So einfach ist das natürlich nicht, war es jedenfalls nicht in meinem Fall. Mir fiel das freie Assoziieren und das Aussprechen meiner Gedanken nicht nur zu Beginn der Behandlung, sondern viele Jahre lang verdammt schwer. Ein anschauliches Beispiel, das verdeutlichen mag, warum es mir so schwerfiel, das auszusprechen, was mir durch den Kopf ging: Eines frühen Morgens, vielleicht im dritten Jahr der Behandlung, nahm ich, da es stark regnete, nicht mein Fahrrad, sondern ging zu Fuß zur Praxis meines Analytikers. Ich nahm einen Regenschirm mit – ein solides Modell, mit einer langen metallenen Spitze –, um trockenen Fußes anzukommen. Als ich an der Tür geklingelt hatte und darauf wartete, eingelassen zu werden, schoss mir mit einem Mal der Gedanke durch den Kopf, meinem Analytiker, sobald er die Tür öffnet, die Spitze meines Regenschirms in den Bauch zu rammen. Es kostete mich einiges an Überwindung, diesen Gedanken zu äußern, und auch danach blieb ein gewisses Unbehagen zurück, das der Sitzung seinen Stempel aufdrückte.

Und dabei ist das ein Beispiel, in dem es mir noch gelang, den Gedanken auszusprechen. Zumeist fand die Zensur jedoch in der untersten, mir nicht zugänglichen Schicht meiner Gedanken statt. Dagegen gab es, anders als im Beispiel oben, wo der Gedanke nicht verdeckt, sondern offen zutage getreten war, kein Ankommen. Ich lag dann einfach nur da, sprachlos, schweigend oder darüber jammernd, dass mir nichts einfallen will, ganz gleich wie sehr ich mich anstrenge. Und: Je mehr ich mich anstrengte, umso dichter wurden die Schotten geschlossen – bis schließlich der Gedankenstrom vollends versiegte und ich auf dem Trockenen lag.

In den ersten Monaten der Psychoanalyse erging es mir ähnlich wie in den Monaten und Jahren vor der Behandlung. Ich war niedergeschlagen, mut- und kraftlos, zutiefst erschöpft. Nicht so depressiv, dass ich nichts mehr gefühlt hätte; aber nach einem kurzen Aufflackern von Hoffnung, hervorgerufen durch das Gefühl, mich endlich der Therapie zu unterziehen, die mir weiterhelfen, mich eventuell zurück ins Leben führen können würde, überwog doch bald wieder die Hoffnungs- und Aussichtslosigkeit.

Der folgende Traum aus den Anfangsmonaten der Behandlung gibt diese Stimmung, wie ich finde, ganz gut wieder:

> *Zusammen mit anderen, gleichaltrigen Männern und Frauen betrete ich eine Höhle. Als wir uns alle in der Höhle eingefunden haben, verschließt einer der Männer den Zugang, indem er von innen einen großen Stein vor den Ausgang der Höhle rollt. Jetzt, so der Mann, müssten wir uns hinsetzen, uns bücken, die Köpfe einziehen und mucksmäuschenstill warten. Aber warten worauf? Da taucht er auch schon auf: ein riesiger Oktopus mit langen, schweren Tentakeln. Er schwebt über unsere Köpfe hinweg, ganz langsam, wobei seine schweren Tentakel über unsere exponierten Rücken und Nacken streichen. Nach einer Weile, die sich wie eine Ewigkeit anfühlt, entschwebt der ominöse Oktopus wieder in den hinteren Teil der Höhle. Wir wagen es nicht, uns zu bewegen, geschweige denn einen Blick auf den entschwindenden Oktopus zu werfen. Auch nachdem der Oktopus in den Tiefen der Höhle entschwunden ist, bleibt es noch lange still, da keiner wagt, ein Wort zu sagen oder sonst einen Laut von sich zu geben.*

Verstärkt wurde meine Niedergeschlagenheit durch den Umstand, dass meinem Empfinden nach eine große Distanz zwischen mir und meinem Analytiker herrschte. So schlecht es mir gelang, auf der Couch das mitzuteilen, was mir durch den Kopf ging, so schwer fand ich es, mich auf meinen Analytiker einzulassen und darauf zu vertrauen, dass er mir helfen können würde. Das war gewiss zum Teil dadurch begründet, dass das Setting der Analyse zwischen Begrüßung und Abschied keinen Blickkontakt vorsah. Meiner vorherigen Therapeutin war ich stets gegenübergesessen und hatte sie angesehen, wenn ich ihr von meinem Ergehen und meinen Gefühlen berichtete. Entscheidender für mein Problem, mich auf meinen Analytiker einzulassen, war aber sicherlich der Umstand, dass er ein Mann war.

Meine Freunde waren mir, von wenigen Ausnahmen abgesehen, stets oberflächlicher erschienen als meine Freundinnen: schulterklopfend, biertrinkend, sich immer und bei allem messend, im Wettbewerb zueinander stehend. Ich nehme mich davon nicht aus; auch ich hatte diese kumpelhafte Seite. Und die Männer in meiner Familie halfen auch nicht weiter, waren entweder abwesend und unverantwortlich (mein leiblicher Vater), nicht richtig ernst zu nehmen (mein Ersatzvater), manisch-depressiv (mein Onkel) oder überaus streng und distanziert (mein Opa). Frauen erschienen mir dagegen komplexer, nuancenreicher, vielschichtiger. Ihnen gegenüber fiel es mir leichter, Schwäche zu zeigen, Selbstzweifel zu äußern. Die Frage, wer mehr Bier trinken könne, wer bessere Noten schreiben würde, war im Gespräch mit Frauen auf angenehme Weise irrelevant. Auch erschienen sie mir – zumindest, wenn ich sie attraktiv fand – weitaus mysteriöser als Männer (das rührt gewiss von meiner obergeheimnisvollen Mutter und ihrem beredten Schweigen her).

Ich hatte aber nicht nur deswegen der Psychoanalyse bei einem Mann zugestimmt, um möglichst schnell einen Platz zu bekommen. Vielleicht war ein Mann tatsächlich die bessere Wahl, schließlich hatte mir meine vorherige Therapeutin – so sympathisch sie auch gewesen war – nicht weiterhelfen können.

Meine Niedergeschlagenheit hatte, gleich einer dicken Sedimentschicht, ein Gefühl unter sich begraben, das furchteinflößend war, von dem mich hin und wieder eine vage Ahnung angeflogen hatte, die von mir aber umgehend unter weiteren Sedimentschichten erstickt und begraben wurde. Wie im nachfolgenden Traum trat dieses Gefühl zunächst zaghaft zutage, ergriff bald aber umso mächtiger Besitz von mir:

> *Zusammen mit meinem Cousin und einem weiteren, mir unbekannten, jungen Mann fahre ich im Aufzug hinauf auf das Dach eines außergewöhnlich schmalen und schwindelerregend hohen Wolkenkratzers. Wir tragen teure Lederschuhe, dunkelblaue Anzüge, weiße Hemden und schmale Krawatten. Oben angekommen trinken wir zur Stärkung Milch aus einer Flasche, die der Unbekannte mitgebracht hat und die wir untereinander herumreichen. Als ich die Flasche in der Hand halte, bemerke ich, dass sie trielt. Aus einem hauchdünnen Riss tritt etwas Milch aus. Der Unbekannte macht sich daran, den Riss mit karminroter Schminke zu versiegeln, jedoch ohne Erfolg. Als ich aufschaue und dem Unbekannten ins Gesicht sehe, stelle ich fest, dass sein komplettes Gesicht mit einem Mal karminrot geschminkt ist. Ich bin ganz verwirrt, frage mich, in was sich der Mann da verwandelt hat, als unversehens der Boden unter mir zu wanken anfängt. Der Wolkenkratzer hat sich unversehens in ein Sandsteingebilde verwandelt, das einen äußerst instabilen Eindruck macht, von dem es überall herabbröckelt und in dessen sandigen Untergrund wir einsinken. Nur mit Mühe und Not gelingt es uns, in dieser schwindelerregenden Höhe das Gleichgewicht zu halten.*

Es ist keine Wut, kein Zorn, kein Ärger, kein Groll – nein, es ist blanker Hass, der in dem Traum zunächst in homöopathischer Dosis aus der Milchflasche rinnt, ehe er den kompletten Wolkenkratzer pulverisiert.

Auf den Wolkenkratzertraum folgten unzählige weitere Träume, in denen Flugzeuge abstürzten, Autos in Menschenmengen rasten, ich unter teils heftigem Beschuss durch Kriegslandschaften hetzte, von Killern verfolgt wurde, die mal mit Giftpfeilen, mal aus Pistolen auf mich schossen, oder in denen ich von tätowierten Hells Angels verprügelt wurde. In einem dieser Albträume saß ich an einem Strand und schaute aufs offene Meer hinaus, als ein Kampfjet vom Meer her angeschossen kam und eine Rakete zielsicher in die Höhle abfeuerte, in der meine Herkunftsfamilie friedlich und arglos schlummerte. In einem weiteren Traum stach ein bildhübsches blondes Model so lange mit einer riesigen Reißzwecke auf das Dekolleté eines noch hübscheren brünetten Models ein, bis dieses sich nicht mehr regte. Meistens war ich selbst in diese gewalttätigen Träume involviert, üblicherweise war ich der Verfolgte oder gar derjenige, der hingerichtet wurde. Mit der Zeit lernte ich aber auch zu entkommen oder mich zur Wehr zu setzen. Hin und wieder war sogar ich derjenige, von dem die Bedrohung ausging. Ich lernte im Traum hinzu, wurde wehrhafter. So sehr der Hass meine Phantasie im Schlaf beflügelte, so sehr stumpfte er meine Gedanken ab, wenn ich wach war. Er richtete sich gegen meinen Vater, gegen meine Mutter, gegen meinen bereits verstorbenen Großvater, gegen meine ganze Familie mütterlicherseits, gegen meinen Analytiker, gegen mich selbst. Manchmal war der Hass aber auch einfach nur so da, objektlos, ziellos, ein beklemmendes und schreckliches Gefühl, das sich um alle meine Gedanken legte und sie als etwas unfassbar Stumpfsinniges erscheinen ließ. Wenn der Hass in mir aufbrandete, kam ich mir unsäglich dumm vor und meinte, vollkommen zu verblöden. Sobald der Hass nachließ, wurden die Gedanken wieder klarer.

Als ich mich zu Beginn des zweiten Jahres der Behandlung in die Stadt aufmachte, in der mein leiblicher Vater wohnte, war ich ihm nicht mehr so wohlgesonnen wie noch bei unserem ersten Treffen, das ein knappes Jahr vor dem Beginn der Analyse stattgefunden hatte. Auch kündigte ich meinen Besuch dieses Mal nicht an. Als ich meinen Vater wenige Wochen nach unserem Treffen angerufen hatte, da ich ihn ein weiteres Mal hätte sehen wollen, war er abweisend gewesen, eiskalt – und hatte mir unmissverständlich klargemacht, dass er mit mir nichts mehr zu tun haben, mich auch nicht mehr sehen wollte.

Inzwischen war für mich aber ein Punkt erreicht, wo ich ihm sein Desinteresse an mir nicht mehr durchgehen lassen wollte. Ich war nun also in die Stadt gereist, in der er lebte, und hatte mich dort in einer Pension einquartiert. Am ersten Tag suchte ich das Haus meines Vaters mehrmals vergeblich auf. Weder er noch seine Frau waren da, mein Klingeln blieb unbeantwortet. Der Briefkasten an der Haustür quoll über, die beiden machten, wie es schien, gerade Urlaub. Als ich mich am zweiten Tag erneut dem Haus meines Vaters näherte, bemerkte ich sogleich, dass jemand den Briefkasten geleert hatte. Mein Puls erhöhte sich, während ich zielstrebig voranschritt. Als ich nur noch wenige Meter von der Haustür entfernt war, hörte ich mehrere Stimmen. Mein Vater hatte offensichtlich Besuch, der sich gerade verabschiedete. Mein Puls raste jetzt. Ich machte noch einen Schritt auf die Tür zu, als mich das blanke Entsetzen packte und ich – wie fremdgesteuert, als sei ich soeben mit vollem Tempo gegen eine unsichtbare Gummiwand gerannt – einen großen Satz nach hinten machte und Reißaus nahm. Ich rannte zurück auf die Straße und entfernte mich schnellen Schrittes von dem Haus. Erst an einem außer Sichtweite gelegenen, menschenleeren Spielplatz blieb ich stehen und setzte mich auf eine Bank. Wie idyllisch dort alles war, an diesem herrlichen Sommermorgen: der unbenutzte Sandkasten, die verlassene Kletterburg und die auf Kinder wartende Schaukel; die gemähte Wiese, die Felder, durch die sich eine kleine Landstraße zog, und schließlich der dahinterliegende Wald. Sicherlich sang auch eine Amsel irgendwo von einem nahe gelegenen Dachgiebel aus ihr vertrautes Lied oder ein Bussard zog seine Kreise hoch oben unter einer der hingetupften Schäfchenwolken. Diese Idylle gab mir in diesem Moment Halt, mein Puls beruhigte sich wieder. Als ich am Tag darauf das Haus meines Vaters erneut aufsuchte, um ihn dieses Mal nun aber wirklich zur Rede zu stellen, war ich erleichtert, als mein Klingeln unbeantwortet blieb.

Rückblickend bin ich froh, dass ich damals das Weite gesucht habe, dass mir und meinem Vater eine Konfrontation, zumal in der Anwesenheit von Bekannten meines Vaters und seiner Ehefrau, erspart geblieben ist, ja, dass es auch sonst zu keiner überfallartigen Konfrontation zwischen uns beiden kam – ganz gleich, ob mit oder ohne Publikum. Wie hätte eine solche Begegnung auch ablaufen sollen? Wieso hätte er anders reagieren sollen als am Telefon? Etwas anderes als eine erneute Ablehnung wäre von ihm nicht zu erwarten gewesen. Und dann? Hätte ich auf ihn eingeschlagen? Auf diesen alten Mann? Das Entsetzen, das mich damals von hinten angesprungen hatte, war weniger von dem hervorgerufen worden, was mein Vater mir hätte antun können, sondern lag vielmehr in meinem Hass gegen meinen Vater begründet und vielleicht in der Ahnung, dass es keinen vernünftigen

Grund gab, warum eine derartige Konfrontation hätte unblutig verlaufen sollen.

Ich glaube nicht, dass ich damals, hätte eine Begegnung zwischen mir und meinem Vater stattgefunden, tatsächlich zugeschlagen hätte; aber der zum damaligen Zeitpunkt in mir schwelende Hass hätte gewiss nichts anderes gewollt als eben genau das.

In diesem Zusammenhang fällt mir ein junger Mann ein (eine Romanfigur, die, glaube ich, einem Roman von Dostojewski entstammt), der früh von seinem Vater verlassen wurde und der sich sein Leben lang auf eine diffuse und ganz und gar unverständliche Weise für alles, was um ihn herum schiefläuft, verantwortlich, wenn nicht gar schuldig fühlt, ohne dass es einen vernünftigen Grund dafür gibt. Als wäre allein schon seine Existenz eine einzige Zumutung für die Menschheit und durch absolut nichts zu rechtfertigen. Eines Tages macht er sich tatsächlich strafbar, verprügelt eine andere Romanfigur oder so und empfindet dieses Zuschlagen und Sich-strafbar-Machen als eine großartige und phantastische Erleichterung. Endlich hat er einen konkreten, einen begreifbaren Anlass, sich schuldig zu fühlen.

Hellhörig machten mich auch Statistiken, wonach auffallend viele vaterlose Männer wegen Gewaltdelikten zu Gefängnisstrafen verurteilt werden. Hätte ich zugeschlagen, hätte ich mich strafbar gemacht wegen Körperverletzung; je nach den Umständen und abhängig von meiner Schlagkraft vielleicht sogar wegen schwerer oder gefährlicher Körperverletzung. Es wäre zur Anklage gekommen und ich wäre – vollkommen zu Recht – verurteilt worden (wobei man hinsichtlich des Strafmaßes die Vorgeschichte zwischen mir und meinem Vater strafmindernd berücksichtigt hätte). Schwer zu fassen aus der Sicht des seiner Identität beraubten Kindes ist jedoch die Tatsache, dass das Versagen der Eltern – das Verschwinden und beharrliche Kontaktverweigern des Vaters, das Schweigen und Tabuaufbauen der Mutter – ungesühnt bleiben. Wenn man allerdings das große Ganze betrachtet und bedenkt, wie viele Eltern für ihre Kinder da sind und sich (im Rahmen ihrer Möglichkeiten) gut um sie kümmern, dann passt das wieder, dass Kinder derart ihren Eltern ausgesetzt bzw. ausgeliefert sind. Es kommt neben all dem Leid eben auch viel Gutes dabei heraus.

Nun gut, bei mir ist ja noch mal alles gut gegangen. Ich habe nicht zugeschlagen, fuhr stattdessen wieder heim und berichtete meinem Analytiker von meinem Abenteuer.

Wären Niedergeschlagenheit und Hass die einzigen Gefühle gewesen, die mich in all den Jahren der Behandlung begleiteten – ich hätte es nicht ausgehalten. Es gab aber noch andere Empfindungen und auch schöne Momente, die Anlass zur Hoffnung gaben. So wachte ich eines Nachts vom Lärm eines Staubsaugers auf, der von dem über mir gelegenen Apartment herrührte. Als ich die Augen öffnete, phosphoreszierte meine Zimmerdecke in einem hellen Grün, zunächst nur ganz schwach, kaum wahrnehmbar; bald aber steigerte sich das Leuchten. Wie mit Röntgenblicken konnte ich durch die Zimmerdecke hindurchsehen und bekam ein großes, ebenmäßiges, rundliches, ausgesprochen hübsches Gesicht einer in Gedanken versunkenen jungen Frau zu sehen. Ihre geschwungenen Lippen deuteten ein Lächeln an, die Augen hielt sie geschlossen, ganz mühelos, wie im Schlaf. Als nach einer Weile die Staubsaugergeräusche wieder verstummten, endete die Phosphoreszenz und das Gesicht der mysteriösen jungen Frau verschwand.

Expliziter demgegenüber der folgende Traum, der zugegebenermaßen ziemlich playboyhaft daherkommt, so als hätte mir der greise Hugh Hefner mit leicht drohendem Unterton die Worte: *Get a girl and have some fun, otherwise I'll send you one*, ins Ohr gesäuselt:

> *Ich befinde mich in einem Schwimmbecken, das in einer antiken Säulenhalle untergebracht ist und genieße das Baden im angenehm warmen Wasser, das nicht allzu tief ist, sodass ich darin stehen kann. Ich bin vollkommen allein. Da taucht unvermittelt eine attraktive junge Frau aus dem Säulenwald auf, in der ich sogleich eine Freundin aus der Schulzeit wiedererkenne, der ich seither nicht mehr begegnet bin. Sie ist nackt, ihre Scham bedeckt sie mit einem Feigenblatt. Ihr schlanker, sportlicher Körper sieht verdammt gut aus. Sie tritt selbstbewusster auf als früher, ist zugleich aber auch auf irritierende Weise schüchtern, vermutlich aufgrund ihrer Nacktheit. Wir begrüßen uns zwar freudig, finden aber nicht so recht ins Gespräch. Als unser*

Schweigen allzu bedrückend wird, verschwindet sie wieder zwischen den Säulen – jedoch nur, um wenig später wieder aufzutauchen, immer noch nackt, diesmal jedoch mit einem sehr viel kleineren Feigenblatt, das ihre Scham kaum noch verdeckt. Erneut wissen wir nicht, was wir uns sagen sollen, lächeln einander daher nur schüchtern an und schweigen, bis sie urplötzlich die unbehagliche Stille mit einem Freudenschrei zerreißt, das Feigenblatt fortwirft, vor Freude glucksend und quiekend zum Sprungbrett auf der anderen Seite des Schwimmbeckens rennt, Anlauf nimmt und kraftvoll abspringt und, voilà, geschmeidig in die spiegelglatte Wasseroberfläche des Schwimmbeckens eintaucht.

Während der folgenden Begebenheit schlief ich nicht, sie mutet aber durchaus phantastisch an, wie ein Traum, diesmal war es aber keine Frau, die eintauchte, sondern ich selbst war es, der sprang. Es passierte, als ich, im vierten Jahr der Behandlung, einen Roman von Jean Genet las; welcher es war, weiß ich nicht mehr. Jedenfalls holte ich auf einmal tief Luft und sprang dann kopfüber in die gerade aufgeschlagene Buchseite. Ich tauchte ein, schwamm hinab, drehte mich um die eigene Achse und betrachtete, in der Tiefe schwebend, die Worte über mir. Dann pickte ich mir ein Wort heraus, schwamm hin, nahm jeden einzelnen Buchstaben unter die Lupe, betrachtete ihn ganz genau, tauchte wieder auf, holte ein weiteres Mal Luft, tauchte diesmal tiefer hinab, schaute mir aus der Ferne alle Worte auf der Buchseite an, verweilte ein paar Augenblicke, tauchte wieder auf. Der Moment war perfekt, mein Glück für kurze Zeit vollkommen.

Dass ich ausgerechnet in eine Buchseite eintauchte, vermag nicht zu überraschen, da ich meine freie Zeit, über die ich reichlich verfügte, zumeist lesend verbrachte. Ich las viel, wirklich viel – wie ein Berserker. Mein Verlangen nach guter Literatur, nach *Sinnhaftigkeit*, nach *Bedeutung* war enorm. Lust auf gute Romane hatte ich seit meiner Kindheit verspürt, sonst hätte ich mich an der juristischen Fakultät vermutlich nicht so gut zurechtgefunden. Indessen war es mir nur selten gelungen, in sie einzutauchen. Von ganz wenigen Ausnahmen abgesehen trieb ich an deren Oberfläche, gleich einem Badenden im Toten Meer.

Pauls Austers Roman *Moon Palace,* den ich als Teenager gelesen habe, war eine dieser Ausnahmen. Der Roman fesselte mich, vor allem die folgende Passage hat mich seit ihrer Lektüre nicht mehr losgelassen: Nach der Beendigung seines Studiums (der Psychologie, glaube ich) bricht der (Anti-)Held des Romans alle Kontakte zu seinen Kommilitonen und Freunden ab, zieht sich in sein Apartment zurück, in dem lauter Umzugskartons voller Bücher stehen, die er, wenn ich mich recht entsinne, von einem verstorbenen Onkel vermacht bekommen hat. Er geht keiner Arbeit nach, sondern liest einfach nur alle Bücher, die sich in den Kartons befinden. Ausnahmslos alle, wie in einem lang anhaltenden Rausch. Diejenigen Bücher, die er gelesen hat, verkauft er und kann mit dem Erlös eine Zeit lang seinen Lebensunterhalt bestreiten. Irgendwann hat er jedoch alle Bücher gelesen und verkauft und muss dann sein Apartment verlassen, da er die Miete nicht mehr zahlen kann. Er strandet schließlich als Obdachloser im Central Park, wo er irgendwann von einer Freundin entdeckt und von ihr wieder ins Leben zurückgeholt wird.

Moon Palace kam mir, nachdem ich in der Psychoanalyse bei meinem Analytiker gestrandet war, wie eine Prophezeiung für mein eigenes Leben vor, die ich nun selbst erlebte oder, das trifft es vielleicht eher, selber auslebte. Ich lebte vollkommen zurückgezogen in meinem kleinen Apartment, wo ich eine Unmenge an Büchern verschlang. Ich las, was nur ging, wie besessen, begleitet von der Phantasie, wenn kein Geld mehr da sein sollte oder alle mich interessierenden Bücher gelesen sein sollten, ohne Schlüssel das Apartment zu verlassen und zu laufen, so weit mich meine Füße tragen würden ...

Erst nachdem ich meine Mutter zur Rede gestellt oder – anders ausgedrückt – damit begonnen hatte, nach meiner Identität zu suchen, öffneten sich mir peu à peu Türen zu neuen Welten. Die Auswahl der Autoren, die mir zusagten, verfeinerte sich zunehmend, wurde immer treffsicherer. Die Suche nach fesselnden Büchern, die mir einst so schwergefallen war, ging mir nun leicht von der Hand. Ich wusste, was mich interessierte und was nicht. Und irgendwann kam dann der Moment, da ich mit einem Roman von Jean Genet auf dem Bett lag und tief, ganz tief Luft holte.

Die Bücher meiner drei favorisierten Autoren, Christian Kracht, Roberto Bolaño und Ernst Jünger, bekam ich erst sehr spät zwischen die Finger. Umso größer war dann das Verlangen nach ihnen. Krachts Roman *Faserland* tat es mir am meisten an. Zu keinem anderen Buch griff ich in den Jahren der Behandlung derart oft, kein anderes Buch spendete mir derart viel Trost und Zuversicht. *Ja, genau so ist es!*, waren die Worte, die mir von Seite eins an über die Lippen gingen, wenn ich den Roman las. Kein anderes Buch bringt es für mich derart auf den Punkt, wie es ist, vollkommen getrennt von allen anderen zu existieren und das Gefühl zu haben, sich selbst, die anderen, deren Verhalten, ach was, das komplette Land da draußen einfach nicht mehr zu verstehen, nicht mehr nachvollziehen zu können.

Bei Bolaño faszinierte mich unter anderem, wie klein in seinen Romanen die Romanfiguren werden können – klein wie Legofiguren, die von selbst zu spielen scheinen, während man sie von der Couch aus beobachtet, oder klein wie die Menschen auf dem Marktplatz, wenn man, oben auf dem Aussichtsplateau des Kirchturms stehend, hinunterblickt. Das Beglückende dabei ist, dass diese Romanfiguren umso faszinierender und mysteriöser werden, je mehr sie in die Ferne rücken.

Bei Jünger fallen mir spontan die fliegenden Fische ein, die er während einer Schiffsreise über den Atlantik beobachtet und die wie Projektile über die Wogen des Atlantiks fliegen, ehe sie wieder in die Wasseroberfläche einschlagen. Und beide, sowohl Bolaño als auch Jünger, richten ihr Augenmerk nicht nur, aber eben auch auf das Grauen erregende Kapitel des 20. Jahrhunderts, das eben nun mal ein deutsches ist – das Dritte Reich.

Bolaño, Anfang der 1950er Jahre in Chile geboren, hat in vielen seiner Romane das Dritte Reich thematisiert, am schrägsten, wie ich finde, in dem Buch *Die Naziliteratur in Amerika*, das eine Art Enzyklopädie über Leben und Werk mehrerer fiktiver, vorwiegend lateinamerikanischer Schriftsteller und Schriftstellerinnen darstellt und das auf unheimliche Weise zugleich traurig und urkomisch ist, ehe sich schließlich doch das Grauen Bahn bricht. Weder das Dritte Reich noch der Holocaust werden in dem Buch auf irgendeine Weise banalisiert. Und doch musste ich an vielen Stellen des Romans laut auflachen oder war betroffen von den Schicksalen der teils mehr oder weniger erfolglosen Naziliteraten und den unzähligen Aufs und Abs in deren Leben. Es tat gut, mich auch auf diesem absurden Weg dem

Dritten Reich zu nähern. Schließlich war das Dritte Reich einer der Orte, zu dem mich die Fragen, die ich mir stellte, führten: Wer waren meine Eltern, meine Großeltern, meine Urgroßeltern und wieso waren die so?

Bei Jünger, der Ende des 19. Jahrhunderts geboren wurde, ist auf den ersten Blick alles anders als bei Bolaño. Jünger war als Deutscher mittendrin im Dritten Reich; und er hat das komplette 20. Jahrhundert hier in Deutschland sowie auf mehreren Feldzügen und etlichen Reisen erlebt, Beobachtungen angestellt und seine Eindrücke auf fesselnde Weise in unzähligen Tagebüchern, Betrachtungen, Essays, Kurzgeschichten und Romanen festgehalten. Seine Schilderungen des Sterbens und Überlebens in den Stellungsgräben des Ersten Weltkriegs haben mir einen nachhaltigen Einblick beschert und mir so ermöglicht, mir zumindest ansatzweise vorzustellen, was meine beiden Urgroßväter mütterlicherseits zwischen 1914 und 1918 womöglich erlebten, taten, fühlten und erlitten, als sie ebenfalls in den Gräben gelegen haben. Der Vater meines Opas kehrte heim. Anderthalb Jahre später wurde mein Opa geboren. Als der Vater meiner Oma kurz vor Kriegsende in der Nähe von Arras fiel, hatte meine Oma bereits das Licht der Welt erblickt.

Ich begab mich also auf die Suche nach meiner Vergangenheit und dem, was ich über die Leben meiner Eltern, Großeltern und Urgroßeltern in Erfahrung bringen konnte. Der Dachboden des großelterlichen Hauses bot dabei durchaus reichlich Material. So fand ich einen prallvollen Leitzordner mit Briefen meiner Großeltern, vor allem aus den Jahren 1943 und 1944. Ferner entdeckte ich eine schmale Akte, die mein Opa über seinen Sohn angelegt hatte, ganz offenbar zu dem Zweck, nachzuweisen (gegenüber wem auch immer), dass nicht er als Vater versagt hatte, sondern vielmehr die bipolare Störung seines Sohnes schuld an dessen Suizid war. Die Akte enthielt Telefonnotizen, Schreiben an und von psychiatrischen Kliniken, einen Vertragsentwurf zur endgültigen Regelung aller Verhältnisse zwischen ihm und seinem Sohn inklusive eines Erbverzichts meines Onkels; es ist wirklich vieles außerordentlich gut darin dokumentiert. Schließlich fand ich noch Akten hinsichtlich der mehrmaligen Änderung meines Nachnamens (ein einziges Hin und Her), der Unterhaltsklagen und schließlich meiner Adoption. Mit gesprächsbereiten Verwandten und Bekannten meiner Mutter führte ich Gespräche, um mehr über meinen Vater, meine junge Mutter und die Umstände des Verschwindens meines Vaters in Erfahrung zu bringen. In verschiedenen Archiven fand ich immerhin ein wenig über die Kriegseinsätze meines Opas und seines Vaters und über die Beamtenlaufbahn des Letzteren heraus.

Zum Ausgleich ging ich regelmäßig in der Stadt spazieren, machte Streifzüge durch den nahe gelegenen Wald oder mit dem Fahrrad Ausflüge ins Umland und stellte dabei Beobachtungen an, wie zum Beispiel an jenem Spätsommertag, an dem mir ein älterer Herr auffiel, der, flankiert von zwei ebenfalls älteren Damen, auf einer Bank saß. Alle drei schüttelten und wedelten mit Plastiktüten, mal alle drei gleichzeitig, mal abwechselnd nur einer oder eine oder zwei der drei. Zwischenzeitlich wurden die Tüten inspiziert, um dann entweder weiter ausgeschüttelt zu werden oder in einer der Handtaschen der Damen zu verschwinden, aus der dann aber sogleich eine neue Tüte hervorgeholt und ausgiebig geschüttelt wurde.

Unvergesslich auch jener frühherbstliche Sonnenuntergang: Ich ging am frühen Abend auf einem nahe gelegenen Hügel spazieren. Der Abendhimmel war graublau, wolkenverhangen; die Wolkendecke wies indes einige, wenn auch kleine Lücken auf. Durch eine dieser Lücken bekam ich die untergehende Sonne zu sehen, und zwar in Gestalt eines kleinen rosafarbenen Trapezes über dem Horizont, an dessen Ecke rechts oben wenig später ein kleines Rechteck in einem intensiven Rotton zu glühen begann. Allmählich verblasste dann das Trapez, wenig später verschwand auch das rot glühende Rechteckchen. Kurz darauf tauchte ein, wie zuvor das Rechteckchen, rot glühender, stecknadelkopfgroßer Punkt unterhalb der Stelle auf, wo zuvor das Rechteck am Himmel gehangen hatte. Dann verschwand auch dieser Punkt, woraufhin, ein klein wenig unterhalb des stecknadelkopfgroßen Punktes, zwei ganz knapp über dem Horizont lotrecht übereinanderstehende, stecknadelspitzengroße rot glühende Pünktchen leuchteten. Und wer jetzt denkt, genug, das reicht: Das obere der beiden über dem Horizont stehenden Pünktchen verschwand zuerst; erst danach sank auch das untere Pünktchen so weit hinab, dass es hinter dem Horizont verschwand.

So sah also viele Jahre lang mein Alltag aus: beobachten und spazieren gehen des Tags, träumen des Nachts, lesen, recherchieren. Meine vorherrschende Stimmungslage war die der Niedergeschlagenheit, des Verzagens und der Erschöpfung. Die Phasen, in denen ich von Hass erfüllt war oder Zuversicht schöpfte, fielen demgegenüber kürzer aus, waren dafür umso heftiger, intensiver. Manchmal folgte der Hass der Zuversicht unmittelbar auf den Sohlen, würgte sie nachgerade ab, wie im folgenden Traum:

> *Ich halte mich als Austauschschüler in Frankreich auf, wo ich mir nach einem quälend langen Abend endlich ein Herz fasse und eben gerade die sinnlichen Lippen der umwerfend hübschen Französin küssen will, als ich – Schnitt – unversehens auf der Couch meines Analytikers liege, wo ich die ganze Sitzung lang nichts Gescheites von mir gebe, weshalb sich mein entnervter Analytiker irgendwann neben mich auf die Couch setzt, beide Hände ganz sachte um meinen Hals legt, zudrückt und mich eine Weile lang würgt. Ich wehre mich nicht, bin verdutzt und erstarre. Dann ist die Sitzung zu Ende, mein Analytiker lässt meinen Hals wieder los. Ich stehe auf und verlasse das Zimmer.*

Je mehr Zeit verging, umso mehr stellte sich trotz aller Fortschritte, die ich machte, trotz aller Erkenntnisse, die ich über mich, meine frühe Kindheit und meine Vorfahren zutage förderte, das Gefühl ein, dass ich zwar durchaus vorankommen kann, dass es aber schlicht nicht reicht, um meine Lage zu bessern, um den Mut aufzubringen, mich dem Abgrund zu nähern und hinabzuklettern, um endlich wieder ins Leben zurückzufinden oder, das trifft es eigentlich eher, *erstmals* in ein eigenständiges Leben hineinzufinden; dass, was immer ich tue, ich doch immer arbeitslos, allein und isoliert bleiben und nicht den Mut aufbringen werde, den Abstieg hinab in den Abgrund zu wagen. Auf intellektueller Ebene wurde ich mir mehr und mehr bewusst, dass ich meinen Analytiker nicht weiter derart auf Distanz halten konnte, ihn an mich ranlassen, mich auf ihn und seine Hilfe einlassen musste. Auf dieser intellektuellen Ebene erfasste ich meine Lage und die Mittel zu deren Besserung mit zunehmender Klarheit, was aber nichts daran änderte, dass ich dennoch nicht in der Lage war, mein Verhalten zu ändern. Ich fühlte mich trotz aller Fortschritte und Erkenntnisse ohnmächtig, meinem Trauma ausgeliefert, gefangen, wie in M. C. Eschers Bild auf ewig dazu verdammt, *treppauf* und *treppab* im Kreis zu gehen und trotz aller Anstrengungen nicht voranzukommen.

Meine Verzweiflung, mein Verzagen, aber auch mein Hass setzten nicht nur mich, sondern auch meinen Körper unter enormen Stress, von dem es kein Entrinnen gab, allenfalls hin und wieder einen Moment, einen Augenblick, eine kleine Oase der Entspannung. Die Symptome? Erstens: Erschöpfung; keine gleichbleibende, aber eine, die mich zu ihren Hochzeiten regelrecht ans Bett fesselte, mir das Gefühl gab, Blei statt Blut ströme durch meine Adern. Zweitens: Verkrampfungen in der Muskulatur. Mit der Muskulatur in den vorderen Oberschenkeln fing es an. Eines Morgens war sie derart verhärtet, dass ich kaum aufstehen oder gar eine Treppe hinabsteigen konnte. Es dauerte stets mehrere Tage, bis sich die Muskulatur wieder erholte und die Schmerzen verschwanden. Da ich keinen extremen Sport ausübte, war mir lange Zeit vollkommen rätselhaft, was die schmerzhaften Verkrampfungen in meiner Oberschenkelmuskulatur verursacht haben könnte. Mein Analytiker half mir weiter: Da es keine plausible Erklärung gab, was im Wachsein die Verkrampfungen ausgelöst haben konnte, musste meine Muskulatur in der Nacht entsprechend hart gearbeitet und sich dabei verkrampft haben. Ich war wohl mal wieder vor irgendetwas auf der Flucht gewesen, war dabei vielleicht durch einen Morast gewatet. In meinen Träumen war ich durchaus sehr aktiv; dass sich diese Träume dermaßen auf meinen Körper auswirkten, verblüffte mich dann aber doch. Die Verkrampfungen in der Oberschenkelmuskulatur ließen irgendwann nach, wurden aber abgelöst durch Schmerzen in den Zähnen und der Kiefermuskulatur. Die Verkrampfung war nach oben gewandert. Es wurde so schlimm, dass ich Physiotherapie verschrieben bekam, die nicht recht weiterhalf, weshalb ich schließlich eine dieser Kauschienen verpasst bekam. So ungern ich diese trug, so gewissenhaft tat ich es, da diese das Zähneknirschen tatsächlich unterband. Drittens: Ich kaute auf meiner Zunge herum, auch tagsüber, bis diese schmerzhaft wie ein entzündetes Stück Fleisch in meinem Mund lag. Die Physiotherapeutin bescheinigte mir gar *Kauspuren* am Rand meiner Zunge, was aber, so versicherte sie mir, wie das Zähneknirschen gar nicht so selten vorkomme unter uns Deutschen. Viertens: stechende Schmerzen in der Brust. Dieses Symptom war mir nicht ganz neu, bereits als Teenager hatte es immer mal wieder unangenehm gezogen und gestochen in meiner Brust. Fünftens: das Gefühl, das meine Brust zwischen zwei Metallplatten zusammengedrückt wird; ähnlich *beunruhigend* wie das vorgenannte Symptom, obwohl – das Wort *beklemmend* bringt es vielleicht noch besser zum Ausdruck. Dadurch hervorgerufen: das Verlangen, ganz tief einzuatmen, um richtig Luft zu bekommen. Sechstens: Ohrenfiepen beziehungsweise Tinnitus, mal da, dann wieder weg, wie ein entfernter Bekannter, der dann und wann auftaucht, mal um einfach nur kurz Hallo zu sagen, ein andermal dagegen um gleich mehrere Tage zu bleiben, viel zu lange also.

Dass ich unter enorm hohem innerem Druck stand und dementsprechend gestresst war, dessen war ich mir bewusst und es erschien mir – angesichts der Lage, in der ich mich befand – alles andere als außergewöhnlich. Das nahm ich so hin, ändern konnte ich daran eh nichts. Da ich ansonsten ausgesprochen gesund lebte, kaum Alkohol trank, noch viel seltener rauchte, dagegen viel Gemüse und Obst aß, mich viel bewegte, machte ich mir wegen des Drucks auf der Brust oder dem Stechen in der Herzgegend keine übermäßigen Sorgen; das war alles rein psychosomatisch, genauso wie die teils irre Erschöpfung, die mich so oft überkam.

Im fünften Jahr der Behandlung nahm der Erschöpfungszustand dann jedoch derart krasse Ausmaße an, dass ich mich doch ärztlich untersuchen, das heißt, Blut abnehmen ließ und mich einem EKG unterzog. Das Ergebnis war das von mir erwartete: Dank meines ausgewogenen Lebenswandels waren meine Werte allesamt tipptopp.

Zu jener Zeit dieses beinah schon komatös anmutenden Erschöpfungszustands traten erste Vorboten eines möglichen Wendepunkts in der Behandlung auf, der dann tatsächlich wenige Monate später eintreten sollte. Wer die Vorboten waren? Träume natürlich. Vorbote Nummer eins:

Den Winden ausgeliefert, fliege ich mit einem Paragliding-Schirm über die Wipfel des Schwarzwaldes hinweg. Über einem Bärengehege verliere ich rasch an Höhe. Für den Bär, der mich während meines Sinkflugs ununter-

brochen mit hungrigen Blicken anstarrt, bin ich eine willkommene Beute. Kurz bevor ich aufsetze, reißt eine kräftige Bö meinen Paragliding-Schirm jäh in die Höhe und rettet mich so in letzter Sekunde vor den blitzschnellen Pranken der sich auf mich stürzen wollenden Bestie. Ich fliege also wohlbehalten, an Nietzsches Zarathustra denkend, weiter. Bis ich mich, wieder im Sinken begriffen, dem Fuße eines steilhangigen Berges nähere. Eine weitere Bö erfasst den Paragliding-Schirm und weht mich beherzt in einen Eisenbahntunnel hinein, in dem ich nach zehn, fünfzehn Metern lande. Dort angekommen, zögere ich nicht, sondern raffe so schnell wie möglich den Paragliding-Schirm zusammen, um den Tunnel und das Gleisbett, in dem ich stehe, zu verlassen. Da höre ich auch schon ein schnell lauter werdendes Grollen und Dröhnen, das aus dem Tunnelinneren herrührt. Ich bekomme Panik, renne zum Ausgang und hechte mich ins Freie, als auch schon ein blütenweißer ICE mit ohrenbetäubendem Lärm aus dem Dunkel des Tunnels in das Schwarzwaldidyll hinausgeschossen kommt.

Vorbote Nummer zwei:

Ich schwimme durch einen Ozean, dessen Wasseroberfläche spiegelglatt ist. Die Sonne scheint, der Himmel ist makellos blau, das Wasser angenehm warm. Unversehens stoße ich auf etwas Hartes, das sich bei näherer Inspektion als die Spitze eines riesigen Felsen entpuppt, der bis auf wenige Zentimeter an die Meeresoberfläche heranreicht. Diese Entdeckung stimmt mich froh. Ich stelle mich auf den Felsen und schaue in die Ferne, in der, abgesehen vom Blau des Himmels, dem etwas dunkleren Blau des Wassers und der gleißenden Sonne hoch oben nichts zu sehen ist. Dann stelle ich mich auf eine etwas tiefere Stelle des Felsens, breche, dank meiner herkulischen Kräfte, die Felsspitze ab und stoße sie hinab in die Tiefen des Ozeans.

Vorbote Nummer drei ist weniger optimistisch als seine Vorgänger, deutet vielmehr auf die Risiken der Veränderung und die nicht auszuschließende Möglichkeit meines Scheiterns hin:

Ich wohne in einem Apartment, das auf einer Brücke errichtet wurde, die sich über einen Fluss spannt. Das Apartment ist hell, geräumig, und die großen Fenster bieten eine schöne Aussicht auf den Fluss und das weite Tal, durch das er strömt. Es ist ein angenehmer, ein warmer Tag. Der bewölkte Himmel gestattet der Sonne durch seine zahlreichen Lücken ein paar ihrer Strahlenbündel hinab in die Stadt zu schicken, leichte Brisen streicheln da und dort die Wasseroberfläche des gemächlich vor sich hinströmenden Flusses. Ich sitze in einem Sessel, lese Zeitung.
Plötzlich überfällt mich jedoch ein ungutes Gefühl, eine böse Vorahnung. Ich lege die Zeitung beiseite, erhebe mich und schaue nach Westen, flussaufwärts. In der Ferne erblicke ich eine ganze Schar von Windhosen, die, von Süden kommend, das weitläufige Flusstal durchqueren und auf der anderen Seite die Hügelkette erklimmen. Eine der Windhosen überlegt es sich jedoch anders, schert aus der Kolonne in genau dem Moment aus, als sie direkt über dem Flussbett kreiselt. Sie biegt nach rechts ab und rast jetzt mit einer irren Geschwindigkeit das Flussbett entlang, direkt auf mein Apartment zu. Kurz bevor die mit jeder Menge Flusswasser vollgepumpte Windhose mein Apartment erreicht, wache ich auf. Mein Herz rast.

*

Donnerstagnachmittag, Mitte Juni, im sechsten Jahr der Behandlung. Letzte Sitzung vor dem Wochenende. Ich bin total deprimiert und verzweifelt, weiß nicht, ob ich jemals einen Weg aus der Behandlung herausfinden, ob ich jemals wieder einem Beruf nachgehen, ob ich jemals anders als vollkommen isoliert leben werde. Wenn mir das in den vergangenen sechs Jahren nicht gelungen ist, wieso soll mir das dann im siebten, im achten, sechzehnten oder zwanzigsten Jahr gelingen? Keine Ahnung. Und ich sage das alles auch meinem Analytiker, der mir daraufhin antwortet: »Vielleicht müssen Sie, vielleicht müssen wir uns mit dem Gedanken abfinden, dass es keinen Weg nach draußen gibt, dass Sie für immer darin gefangen bleiben werden.« Nach einem kurzen Moment der Stille räuspert er sich und sagt dann: »Mit Blick auf die Uhr: Wir müssen für heute die Sitzung leider beenden.«

Das saß. Ich war vollkommen sprachlos. Erst sagt mir mein Analytiker, dass es für mich wohl keine Hoffnung auf Besserung gibt, und als nächstes weist er mich dann auch noch vor die Tür! Als ich mich von der Couch erhob, schwankte der Boden wie der einer Kajüte bei schwerem Seegang. Ich taumelte an meinem Analytiker vorbei, der mir die Tür aufhielt, wobei ich vermutlich noch ein paar Abschiedsworte in den Raum flüsterte, den ich dann verließ.

Den folgenden Freitag und das anschließende Wochenende verbrachte ich wie in Trance. Der innere Damm, der mich vor dem Eingeständnis eines möglichen Scheiterns der Behandlung geschützt hatte, war zusammengebrochen; die Worte meines Analytikers und gleichermaßen der Zeitpunkt, zu dem diese ausgesprochen wurden (am Ende der letzten Sitzung vor der Wochenendunterbrechung), hatten die Implosion verursacht. Ich stand nun schutzlos vor der sehr erschreckenden, sehr realen Möglichkeit, nie wieder einem Beruf nachgehen, nie wieder aus der Isolation herausfinden, niemals ein eigenverantwortliches Leben führen zu können. Ich hatte irrsinnige Angst und war doch zugleich wie befreit, voller Hoffnung, dass ich vielleicht doch noch die Kurve kriegen kann – als hätten die Worte meines Analytikers die bleiernen Ketten gesprengt, in denen ich all die Jahre lang gelegen hatte.

Noch am Abend schrieb ich meinem Analytiker eine E-Mail. Ich tat das zum ersten Mal, seit ich bei ihm in Behandlung war, und musste zugleich weinen und lachen, weil ich nie zuvor auf die Idee gekommen war, dass ja auch das eine Möglichkeit war, mit meinem Analytiker in Kontakt zu treten; eben dann, wenn es mir außerhalb der Sitzungen schlecht ging und ich seines Beistandes bedurfte. Am nächsten Tag war meine Verzweiflung so groß, dass ich ihn sogar anrief. Infolge des kurzen Telefonats (allzu viel Zeit konnte er verständlicherweise nicht für mich aufbringen, der nächste Patient wartete schon darauf, eingelassen zu werden und sich auf die Couch zu legen) verlangsamte sich mein Herzschlag augenblicklich, als hätte ihm dies ein gütiger General wohlwollend befohlen. Eine Schwelle war überschritten; ich fing an, meinem Analytiker zu vertrauen und degradierte ihn nicht weiter zu einem Stichwortgeber für den sich letztlich selbst mit seinen eigenen Worten und Einfällen kurierenden Patienten.

An jenem Donnerstagabend, noch bevor ich die E-Mail an meinen Analytiker verfasste, nahm ich mein Fahrrad und radelte in die Altstadt, um dort durch die Gassen zu schlendern, mich ein wenig unter andere Menschen zu begeben und mich so ein klein wenig weniger einsam zu fühlen. Am Marktplatz setzte ich mich auf eine Bank und betrachtete das Geschehen: flanierende Paare, in den Cafés zu Abend essende Familien, biertrinkende Studenten, sightseeing-müde Touristen, alberne Teenager und noch viel albernere Boomer. Auf dem Weg zurück zu meinem Fahrrad kam ich – keineswegs zufällig – an einem Büro zur Vermittlung von Stellen für Ehrenamtliche vorbei. In den vergangenen Monaten hatte mein Analytiker wiederholt die Möglichkeit einer ehrenamtlichen Tätigkeit ins Spiel gebracht; ich hatte das stets empört zurückgewiesen. Nun schien aber etwas in mir zu reifen und so machte ich den kleinen Schwenker, der mich an der Anlaufstelle vorbeiführte. Dann hatte ich aber genug von der Fröhlichkeit und Ausgelassenheit da draußen und zog mich in mein Apartment zurück, wo schon Donna Tartts *Distelfink* auf mich wartete, den ich an jenem Abend zum ersten Mal aufschlug.

Diesen fesselnden, herzzerreißend traurigen Roman hatte mir mein Analytiker einige Wochen zuvor ans Herz gelegt; erst kurz vor jener entscheidenden Sitzung aber hatte ich ihn mir in der Stadtbücherei ausgeliehen. Und der Roman gab mir wahrlich Halt in diesen aufwühlenden Tagen, wenn mein Analytiker nicht oder nur per E-Mail zu erreichen war oder das mit ihm geführte Telefonat schon wieder beendet war.

Das Wochenende begann mit einem Wetterwechsel. Aus und vorbei war's mit der sommerlichen Leichtigkeit und Unbeschwertheit. Aus einer dicken, dunklen Wolkendecke ergoss sich ein heftiger Schauer nach dem anderen, sodass ich, wenn ich den *Distelfink* erschöpft beiseitelegte, unbehelligt von anderen Menschen draußen spazieren gehen konnte. Es war für die Jahreszeit zudem außerordentlich kühl. Als die Sonne zwischen zwei Regenschauern unterging, kam sie mit ihrem Licht kaum durch die Wolkenbänke und Nebelschwaden hindurch, hinterließ den zaghaften Eindruck einer mit einem Tuch behängten Nachttischlampe. Nicht nur die untergehende Sonne – der Sommer überhaupt, ach was, das ganze Leben war auf herrliche Weise runtergedimmt.

Und so üppig, wie sich an jenem Wochenende aus den Wolken all der Regen ergossen hatte, so reichlich flossen meine Tränen. Ob beim Lesen des *Distelfink*, beim Versuch, mir Mut zuzusprechen, oder wenn ich Erinnerungen nachhing – ich weinte und weinte. Auch in den folgenden Sitzungen. All die Jahre zuvor hatte ich in einem trockenen Flussbett gestanden, in dem sich bestenfalls hie und da ein mageres Rinnsal gezeigt hatte, nur um sogleich wieder zu versiegen. Jetzt – endlich – floss reichlich Wasser das Flussbett hinab, das überall Stromschnellen bildete und großzügig Leben spendete. Aus meinem Einzelkämpfertum in der Analyse war endlich ein produktives und wohltuendes Miteinander mit meinem Analytiker geworden. Die Sitzungen vergingen wie im Flug; es gab so viel zu besprechen, so viele Gedanken und Einfälle, die mitgeteilt werden wollten, und: Die Zeit war gekommen, etwas Neues zu wagen.

Und so suchte ich eine Woche später die Anlaufstelle für Ehrenamtliche auf, um mich nach den Möglichkeiten eines ehrenamtlichen Engagements zu erkundigen. Ich hatte bereits eine Idee, was ich machen könnte, brachte diese dem jungen Mann gegenüber auch vor, mit dem ich mich unterhielt, fragte ihn, was er davon halte, ob er mir die eine oder andere Organisation empfehlen könne. Er konnte. So weit, so gut. Dann, als er gerade nach irgendwelchen Dokumenten oder Broschüren suchte und zugleich versuchte, den auf seinem Schreibtisch stehenden PC hochzufahren, sagte ich ihm, dass ich schon seit vielen Jahren ohne Arbeit sei und mich jetzt daher erst mal ehrenamtlich engagieren wolle. Ich tat dies weniger aus dem Impuls heraus, mich dafür zu rechtfertigen, dass ich mit Mitte dreißig unter der Woche spätvormittags bei ihm im Büro auftauche. Ich tat dies, glaube ich, in erster Linie, um zu testen, wie es sich anfühlt, jemand Unbekanntem frei heraus zu sagen, wie sich meine aktuelle Lebenssituation darstellt.

Ich musste um Fassung ringen, als ich die Worte aussprach. Mein Gegenüber bemerkte meinen blitzartig veränderten, aufgewühlten Zustand, hielt kurz inne und meinte dann, dass genau eine solche Lebenslage für viele ein Grund sei, sich ehrenamtlich zu engagieren, das komme also durchaus des Öfteren vor.

Rückblickend würde ich sagen, dass genau das der Moment war, an dem ich das Plateau verließ und mich Schritt für Schritt und Griff für Griff auf allen Vieren den Abgrund hinabtastete. Ganz langsam und ganz vorsichtig tastete ich mich vorwärts. Immer in der Angst, abzustürzen und unablässig gegen den inneren Impuls ankämpfend, flugs wieder hinauf aufs sichere Plateau zu flüchten. In den Tagen zuvor hatte ich oben auf dem Plateau zusammen mit meinem Analytiker eine Stelle ausfindig gemacht, die uns beiden als geeignet erschienen war für den Abstieg ins Ungewisse, ins Neue. Auch jetzt, da ich bereits in der Felswand hing, sah ich ihn, hörte ich ihn und sprach auch mit ihm. Ich war nicht mehr allein. Alleine wäre es auch unmöglich gewesen, den Abstieg zu wagen. Jetzt, da ich die Hilfe meines Analytikers annehmen konnte, brachte ich den Mut auf und kraxelte, langsam aber beständig, in die Tiefe hinab.

*

Ehe ich zum Ende komme, möchte ich dem Leser das Ende des Traums mit dem pulverisierten Wolkenkratzer nicht vorenthalten, auf dessen Dach ich, zusammen mit meinem Cousin und dem Teufel, in schwindelerregender Höhe stehe und versuche, das Gleichgewicht zu halten, während meine Füße in den sandigen Boden einsinken und das ganze Konstrukt, das sich mittlerweile in eine akut einsturzgefährdete Sandsäule verwandelt hat, bedrohlich hin- und herschwankt. Nun, der Traum geht gut aus:

> *Die schmale Sandsäule rutscht so lange ab, bis sie die Form eines beschaulichen, nicht allzu hohen Berges angenommen hat, um sich dann sogleich zu verfestigen. Dieser Berg scheint ein beliebtes Ausflugsziel zu sein, nicht nur für geübte Wanderer, sondern auch für Familien mit Kleinkindern, die sich um uns herum tummeln. Erleichtert aufatmend gehen wir zu der nahe gelegenen Bergstation eines Sessellifts und fahren, die schöne Aussicht genießend, ins Tal hinab.*

Dort, am Fuße des Berges, lebe ich heute zusammen mit meiner Ehefrau und meinen Stiefkindern, die mein größtes Glück sind. Das verdanke ich meinem Analytiker. Er hat sich alles angehört – dass mir der Gedanke durch den Kopf ging, ihm die Metallspitze meines Regenschirms in den

Bauch zu rammen, dass ich kurz davorstand, meinem Vater eine Abreibung zu verpassen, oder dass ich daran dachte, mein Leben zu beenden. Nichts davon ist eingetreten, keinen der Gedanken ließ ich wahr werden, was nicht bedeutet, dass diese Gefahr damals nicht bestanden hätte. Nun denn, mein Analytiker hat Nervenstärke bewiesen. Er hat nicht die Polizei gerufen, er hat mir nicht nahegelegt, mich in eine psychiatrische Klinik einzuweisen. Er hat das alles all die Jahre nicht nur ausgehalten, er hat sich vielmehr auf mich und meine Nöte eingelassen. Ohne seine Hilfe, ohne seine Nervenstärke würde ich heute nicht arbeiten gehen, hätte meine Frau nicht kennengelernt und wäre auch nicht Stiefvater geworden. Niemals.

Kommentare

Zustandekommen der Kommentare

Leopold Morbitzer

Nachdem beide Behandlungsberichte vorlagen, stellte sich die Frage, was mit ihnen nun geschehen sollte. Es entstand die Idee, das Nebeneinander von Analytiker- und Patientenbericht zusammenzuführen durch Kommentare von dritter Seite, die die Berichte integrierend diskutieren und gewinnbringend beleuchten könnten.[1] Dass ich selbst Felix Schreibers Bericht kommentiere oder als Teil des Ganzen etwas Zusammenfassendes über das Ganze zu sagen versuche, schien mir unangebracht. Um diese Form der Triangulierung wurden deshalb unabhängige Personen gebeten, die auf ihrem Gebiet jeweils besondere Kompetenzen aufweisen und für deren Bereitschaft zur Kommentierung ich mich an dieser Stelle ausdrücklich bedanken möchte.

Erika Kittler schien als erfahrene Klinikerin und langjährige Herausgeberin der *Zeitschrift für psychoanalytische Theorie und Praxis* besonders geeignet, die klinischen Aspekte der Behandlung zu diskutieren, Tilmann Habermas schien als Hochschullehrer, der seit vielen Jahren Erzählforschung betreibt, besonders geeignet, den Wert, aber auch die Begrenzungen solcher Behandlungserzählungen einzuordnen und Karl-Heinz Ott schien als renommierter Schriftsteller, der auch mit der Psychoanalyse vertraut ist, besonders geeignet, etwas zur Funktion der Literatur zu sagen, die in dieser Analyse eine so große Rolle spielt.

Durch die Auswahl der Kommentierenden wurden somit durchaus Schwerpunkte gesetzt, inhaltlich wurden jedoch keine Vorgaben gemacht und auf die Texte keinerlei Einfluss genommen. Die Gesamtintegration aller Texte bleibt am Ende den Leserinnen und Lesern überlassen.

1 Diese Anregung verdanke ich Johannes Picht.

Versuch eines Kommentars

Erika Kittler

»Wie soll man da leben?
Man soll ja auch nicht.«
(Gottfried Benn 1921)

Psychoanalytische Kommentare, wie zum Beispiel zu einem Film, sind ein paradoxes Unterfangen. Denn folgen sie am Ende des Films, so stören sie die Nachwehen, denen man sich mehr oder weniger ergriffen überlassen möchte; gehen sie dem Film voraus, kann man kaum zuhören, weil man endlich den Film sehen will. Lästige Einmischerei, denkt man. Und gerade dann, wenn der Film gut ist, braucht es keine Interpretation. Es braucht viel eher Zeit, um aus dem Filmtraum zu erwachen, um die vegetativen und sensorischen Hinterlassenschaften, die der Film in uns projiziert hat, abklingen zu lassen; es braucht ein Nachsinnen, Vergessen und episodisches Erinnern, wobei man, wie bei Korf'schen Witzen,[1] plötzlich Stunden später in ein Lachen ausbricht oder einem selig lächelnd eine Szene einfällt oder es geschieht, dass Musikfetzen sich ohrwurmartig festsetzen. Es gilt, zunächst wieder Abstand zu gewinnen zu der filmischen Sogwirkung der Bilder, um dann vielleicht mit Filmgenossen in einen Austausch zu kommen.

In ein ähnliches Dilemma geriet ich durch mein Versprechen, einen Kommentar zu schreiben, und das umso mehr, als die Lektüre dieses doppelten Analyseberichts mich neugierig anzog und zugleich durch seine Intimität abschreckte. Wie ein Blick durchs Schlüsselloch auf die Urszene

---

1 »Korf erfindet eine Art von Witzen,
die erst viele Stunden später wirken.
Jeder hört sie an mit Langerweile.
Doch als hätt ein Zunder still geglommen,
wird man nachts im Bette plötzlich munter,
selig lächelnd wie ein satter Säugling«
(Christian Morgenstern 2017 [1965], S. 259).

der Analyse – manchmal aber notwendig und als Triangulierung zu begreifen, gleichwie der Schlüssellochblick der Mutter in Kleists *Die Marquise von O....* wohlwollend auf die Vater-Tochter-Szene fällt. Wohlwollend und anerkennend frage ich mich, was ein Kommentar noch mehr sagen könnte. Es ist doch alles gesagt, denkt man, denn die Erzählungen, die die beiden Protagonisten einer achtjährigen Psychoanalyse hier aufgeschrieben haben, sprechen für sich, sind eine Revokation – eine Vergegenwärtigung – des Weges, den die beiden Autoren auf unterschiedliche Weise, als Analytiker und Analysand, gemeinsam gegangen sind. Auf Anhieb müsste jedem Leser bei dieser Lektüre einleuchten, weshalb Analysen ihre Zeit brauchen, weshalb über Jahre mit vier Wochenstunden gearbeitet wird, wenn das Grundthema Absturz, Zusammenbruch, endloses Fallen und anhaltende Verzweiflung ist.

Auf Anhieb aber auch stürzt man in die Erkenntnis, dass der Analytiker eine verdammt harte, eine verflucht gute und segensreiche Arbeit – *un sacré travail* – macht, um dem Analysanden, wenn dieser endlich abzuspringen wagt, vom sicheren Ufer seiner Haltekonstruktionen, eine sanfte Landung zu ermöglichen. Unvermeidlich ist der Sturz, denn – das machen beide klar – so sehr der immer drohende Zusammenbruch gefürchtet wird, so sehr ist einzig dieser die Rettung, wenn er innerhalb der Analyse geschieht.

Die geniale Erfindung Freuds (1937d) – die Zukunftsangst als Projektion eines realen Ereignisses, das in der Vergangenheit geschehen ist, zu denken – wird von Winnicott (1991 [1974]) aufgenommen, bekommt den Namen »Angst vor dem Zusammenbruch« und evoziert einen Zusammenbruch, der längst geschehen ist, aber als bevorstehend gefürchtet wird, weil er, mangels seelischer Struktur, nicht erlebt, nicht erinnert und damit auch nicht vergessen werden kann. Der Zusammenbruch hat eine Gedächtnisspur ohne Erinnerung hinterlassen (Botella & Botella 2001), die aktiv im (unbewussten) Untergrund auf Aktualisierung drängt. Gegen dieses Andrängen wird eine mächtige Bastion errichtet, die verhindern soll, jemals wieder auch nur in die Nähe der gefürchteten Katastrophe zu kommen. Nach außen zeigt sich oft ein ganz normales Leben. Die sogenannte »Zukunftsangst der Neurotiker« galt lange als unbehandelbar, figurierte als Auslöser einer negativen therapeutischen Wirkung, weil das Symptom alle analytischen Anstrengungen nur verstärkt überdauerte. Zu dieser Angst hat Winnicott, als er den Zusammenbruch ins Spiel brachte, einen analytischen Zugang gelegt. »Die Analyse vermag der Hoffnung Gestalt zu verleihen, dass die Katastrophe sich in ihr erneut ereignen würde, um endlich die Verzweiflung erfahren zu können« (Ribas 2000, S. 90; Übers. E.K.).

All das beschreibt Morbitzer ausführlich und genau, unter der Vorstellung, dass der Zusammenbruch in vielfachen, oft minimalen Varianten zunächst beim verzweifelnden Analytiker erscheint, bevor der Patient seinerseits den Absturz wagen kann; er beschreibt ebenso präzise, wie der Patient ihm sehr gekonnt durch äußerst verwirrende Informationen den Boden eines jeden möglichen Verstehens entzieht. Nachdem der Patient gerade erst die höchste Aufmerksamkeit des Analytikers geweckt hat, provoziert er gekonnt und unbewusst dessen Fall ins Bodenlose. Diese Technik eines plötzlichen Besetzungsabzugs von einem zunächst hochbesetzten anderen hat der Analysand in seiner frühen Primärbeziehung gelernt, hatte er es doch mit einer »toten Mutter« zu tun. Das ist eine Mutter, die zunächst eine glückliche Beziehung mit ihrem Kind verbindet, die jedoch jäh abreißt, weil die Mutter, von einer schicksalhaften Trauer gepackt, die Besetzung von ihrem Kind abzieht. Das Kind würde ins Bodenlose fallen, wenn es sich nicht mit Mutters Technik des radikalen Besetzungsentzugs identifizieren könnte. So André Greens Theorie, die Morbitzer seiner Fallbeschreibung unter anderem zugrunde legt.

Warum aber schreibt der Analytiker?

Nachträglich wenigstens will er wissen, was geschehen ist. Wie ein Kommissar kommt er ja immer erst, wenn alles schon vorbei ist, zum Tatort. Oder wie Morgenthaler (1978) schreibt, sitzen wir an der abgegessenen Tafel, die Geladenen sind verschwunden, die Stühle verrückt, das Tischtuch befleckt, wir rekonstruieren oder konstruieren zusammen mit dem Patienten nachträglich die Geschichten seiner Tafelrunden. »Als Analytiker bin ich der verspätete Gast, der von all dem, was da einst vorging, nichts weiß und nichts versteht« (ebd., S. 3). Es gilt dann in den Stunden, über Jahre hinweg und immer wieder aufs Neue auszuhalten, nichts zu wissen und zu verstehen. Wenn wir dann schreiben, nach Beendigung der Analyse, so versuchen wir nicht so sehr, den Tathergang, die historische Begebenheit von einst zu erfassen als vielmehr den Abdruck allen Geschehens im Patienten, wie er sich in der Analyse »im Durchgang durch den Analytiker« aktualisiert hat,[2] zu rekonstruieren. Oder wie Annie Ernaux (2008 [2017]) von ihrer Protagonistin sagt:

> »[Es] ist […] ihr wichtiger, das Licht einzufangen, das auf jetzt unsichtbare Gesichter fällt, auf Tischdecken mit verschwundenem Essen, ein Licht, das schon in den Erzählungen ihrer Kindheit dagewesen war, bei den sonntäglichen Familienessen, und das sich seither auf alles gelegt hat, was sie erlebte, ein früheres Licht« (ebd., S. 254).

Nachträglich beschreibt der Analytiker den Reflex der Geschichte seines Patienten auf die Geschichte der Analyse, deren Teil er inzwischen selbst geworden ist.

Das Schreiben einer Falldarstellung führt also nicht an den Tatort des Anfangs zurück, erzählt nicht, wie es wirklich war, sondern verdoppelt die Nachträglichkeit. Oder wie André Green (1977) es formuliert: Die Schriften des Psychoanalytikers sind eine »transcription d'origine inconnue«, die Umschrift eines unbekannten Originals. Nur dass er wissentlich und willentlich, dann, wenn er seinen Fallbericht schreibt, nicht nur seine vom eigenen Unbewussten eingefärbten Transkriptionen einspeist, sondern auch die eines anderen einfließen lässt und das Ganze dann deutet, beschreibt und umschreibt. Besteht nicht die psychische Arbeit überhaupt darin, ständig ein unbekanntes Original um- und umzuschreiben?

---

2 Der Analytiker als Spiegel, der unentstellt den Patienten der frühen Psychoanalyse reflektiert, ist im langen Lauf der Geschichte zum Medium, zum Container, zum psychischen Hilfsapparat oder, in der französischen Theorie, zum Doppelgänger (Double) des Patienten geworden. Die psychische Funktion, die anfangs als intakt vorausgesetzt werden konnte, wird in der Folge vorübergehend vom Analytiker als Double übernommen, solange bis der Patient selbst die Psychisierung übernehmen kann.

Eine theoretische Perspektive

Der französische Psychoanalytiker Jean-Yves Tamet (2021) erklärt:

> »Eine Falldarstellung hat nichts Anekdotisches – wie etwa eine Vignette, die man zur Illustration heranzieht –, denn sie führt zu jenem Ursprung, aus dem heraus die Analytiker hören, sprechen, übersetzen und den Abdruck, der in ihnen entstanden ist, zu visualisieren versuchen: in diesem Sinn ist der Fallbericht eine Aktivität, mit der sich der Analytiker, innerlich zitternd, der Entscheidung stellt, eine mögliche Figuration zu wagen« (S. 180; Übers. E.K.).

Und überrascht stoße er, so Tamet weiter, dabei auf den Ursprung seines einstigen Wunsches, Analytiker zu werden. Kranke zu behandeln, sei das eine, das Seelenleben verstehen zu wollen, das andere; darüber hinaus treibe ihn aber das Verlangen, die menschliche Existenz, die *Conditio humana*, begreifen zu wollen. Es geht in jedem Einzelfall ums Ganze. So will uns auch Morbitzer mit seinem Analysenbericht nicht die absonderliche oder bravouröse Geschichte eines merkwürdigen oder besonders schweren Falls erzählen, sondern ist spürbar getrieben von der grundsätzlichen Frage, wie es den Menschen möglich ist, am Rande der Verzweiflung zu existieren. Und er fragt, was der Analytiker dort zu suchen hat, wenn er zwar in der Verzweiflung aufgesucht, aber zugleich ständig hinausgeworfen wird, etwa so, wie ein verwildertes, von Hunger gepeinigtes Tier die Flucht ergreift oder zubeißt, wenn man sich nähert, sein unbändiger Hunger nach Leben es aber immer wieder in unsere Nähe treibt. Wie sein Vertrauen gewinnen? Wie mit einem Patienten arbeiten, wenn die Angst alles beherrscht, gerade durch sein Vertrauen in den Zusammenbruch getrieben zu werden?

Um ein Traumbild Herrn Schreibers unter dieser Perspektive aufzugreifen: Die ersehnte Milch der Analyse wird in einer brüchigen, selbst mitgebrachten Flasche gereicht, sickert durch einen Haarriss, erodiert das Fundament des hungernden Analysanden. Da kann sozusagen der eine noch so sichere turmhohe Wolkenkratzer bauen: Wenn der andere diese mit seiner Gabe unterminiert, stürzt alles in sich zusammen. Auch wenn es nur dazu führt, dass der eigene Hass freigesetzt wird, der alles zu pulverisieren droht. Gemäß der innersten unbewussten Überzeugung eines solchen Analysanden, muss die bewusste Erwartung, im Analytiker einen hilfreichen Nebenmenschen zu finden, ins Leere gehen. Er misstraut dem Unterfangen, die analytische Milch wird nicht nähren, sie wird bestenfalls die trügerische Sicherheit der eigenen Existenz bloßlegen.

De M'Uzan (1993) hat mit seiner Idee eines Ich-Spektrums, einer Übergangszone zwischen Ich und Nicht-Ich, Wesentliches zum Vertrauen gesagt: Das Ich ist ausgedehnt, denn ich reiche von mir drinnen bis in die anderen draußen. Nur wenn »ich« jenes »Ich dort draußen in anderen« als »Vorposten« meiner Selbst narzisstisch besetzen kann, erscheint der andere »dort draußen« vertraut (Kittler 2019). Seine Milch – nicht die pulverhaltige, selbstgebraute – könnte getrunken werden. Das bedeutet, so de M'Uzan (1993) weiter, der Analytiker muss sich in einem solchem Fall als narzisstisch besetzbarer Vorposten anbieten. Er müsste sich ähnlich machen, zum Double des Patienten werden. Nicht Empathie, sondern primäre Identifikation ist gefragt. In solchen identifikatorischen Momenten verschwimmt die Grenze zwischen den beiden Psychen. Deutungen werden möglich, die zwar vom Analytiker kommen, aber zugleich wie im Analysanden entstanden sich anhören. Unter dieser Perspektive gesehen, arbeitet der Analytiker folgerichtig mit der Hypothese, dass nur dann, wenn er – quasi in der Rolle eines Doppelgängers – seinerseits vorauseilend »zusammenbricht«, während der Patient die eigenen notwendigen Abwehrmaßnahmen weitertreiben kann, die Bedrohlichkeit der Situation nachlässt und er brauchbar wird für seinen Analysanden.

Der Bergsteiger Reinhold Messner (1987) hat mehrfach beschrieben, wie in der eisigen Einsamkeit, wo der Absturz droht und der Sog ins Nichts übermächtig wird, das Ich sich aufzulösen beginnt, wie dann Sinneswahrnehmungen ununterscheidbar werden von Wahnvorstellungen und wie jedoch genau da ein Doppelgänger auftaucht, der den Weg vorausgehend zu kennen scheint und dem strauchelnden Ich Halt gibt. De M'Uzan hat diese Funktion eines Doppelgängers in den Momenten drohender Auslöschung, am Beginn oder Ende des Lebens, oder immer dann, wenn Getrenntheit tödlich zu sein droht, als lebenswichtig erkannt. So wie das Übergangsobjekt, das die Mutter ist und zugleich nicht ist, die Beziehung zu einem getrennten Objekt einleitet, so verstärkt der Doppelgänger, der ich bin und nicht bin, als »Übergangssubjekt« meine narzisstische Selbstvergewisserung so weit, dass eine Übergangszone[3] zwischen mir und dem anderen entsteht und ich den Schritt wagen kann, mein »Ich bin« der mütterlichen Matrix entgegenzustellen – laut Winnicott die gefährlichste oder aggressivste Sache der Welt. Ohne dieses Übergangssubjekt wäre der Verlust des Objekts gleichbedeutend mit meinem Verschwinden im Nichts. Ob diese Doppelgängerphänomene nun im Brabbeln und Lallen, das der Säugling mit sich selbst betreibt, erscheinen oder aus dem zerebralen Sauerstoffmangel in der Todeszone hervorgehen oder in der regredienten Unschärfe des Denkens der analytischen Situation entstehen, sei dahingestellt. Wichtig ist es, die Frage offen zu lassen, ob erschaffen oder gefunden, die Nichtkommunikation zu respektieren.

Ich denke an die vielen Stunden, in denen der Patient nichts anderes tut als von den Büchern zu erzählen, die er zwischen den Stunden liest, ohne dass diese oftmals offenkundigen Doppelgänger in die Kommunikation gezwungen, das heißt, gedeutet würden. Dieses Doppelgängerspiel mit sich selbst muss geradezu in Gegenwart des Analytikers stattfinden, geht es doch darum, dass die Zone dieses Übergangssubjekts fraglos anerkannt, die Selbstvergewisserung respektiert wird. Der sogenannte Lallmonolog mit sich selbst darf erst in die Kommunikation, wenn das Selbst sicher genug ist, wenn es ein Ich gibt, das den Zusammenbruch erleben könnte. Und, die Hypothese Morbitzers mit de M'Uzan weiterführend, der Analytiker wird nur wirksam sein können, wenn er nicht als fremdes Objekt eindringt, sondern just vom Ort des Doppelgängers aus spricht. Dann geschieht das Wunder: »Die Deutung kommt von einem andern, der gleichzeitig aus mir selbst spricht« (de M''Uzan 1993, S. 196). Eine vertraute Stimme, und doch auch ein bisschen verfremdet, denn so sehr der Doppelgänger als eine Emanation meiner selbst mir gleicht, so bleibt der Analytiker als Double

3 »Das Ich kennt gleichsam verschiedene Abschattungen des Nicht-Ich bis letzteres sich im Objekt verkörpert. Und beim Übergang durch dieses Zwischenreich von Ich zu Nicht-Ich hilft der Doppelgänger als Übergangssubjekt« (Kittler 2019, S. 385).

ein anderer, der sich mir angleicht. Vielleicht ist genau diese fremde Spur im Vertrauten das wirksame Moment.

Im Hinweis des Analytikers, die Muskelschmerzen in den Beinen könnten auch auf den Anstrengungen der Nacht beruhen, wenn er die Beine tagsüber so gar nicht bewege, scheint so eine vertraute Stimme gesprochen zu haben, auf die der Patient erstmals überrascht hört, während er über Jahre alles abweisen musste. Als ob er zum ersten Mal begriffe, dass er selbst der Träumer ist, der seine ganze Kraft braucht, um die andrängende Bewegung nicht ins Wachsein dringen zu lassen.

Im Moment der entscheidenden Krise im sechsten Jahr sagt der Analytiker etwas Ungeheuerliches: Wir müssen damit rechnen, dass es nicht gelingt; dass Sie nicht rauskommen aus Ihrem Gefängnis. – Es ist ihm ernst: Er zieht es in Betracht, dass die Analyse nicht die erhoffte Heilung bringt. Damit hat er vom Ort der Hoffnungslosigkeit aus gesprochen. Eine vertraute Stimme, die sagt, was der Analysand insgeheim denkt, die das Gefürchtete ausspricht: Die Analyse kann enden, ohne dass ich zu leben begonnen habe, so wie jetzt gleich die Stunde enden wird. Und tatsächlich kündigt der Analytiker das Stundenende an.

Ab da ändert sich alles. Der Patient hört endlich auf, seine gesamte Energie mit der Verhinderung der analytischen Wirksamkeit zu verausgaben, hört auf, die Beziehung zwischen Einfühlungsexzess und Absonderung in der Schwebe zu halten, stellt sich auf seine eigenen Füße, geht zur Arbeit in seinem eigenen Leben, statt es damit zu vergeuden, die Arbeit des Analytikers zu sabotieren. Hinfort wagt er es, den Analytiker in Anspruch zu nehmen, er braucht ihn, dringend und ständig, er leidet daran, dass die Stunde endet, fürchtet das Getrenntsein zwischen den Stunden, möchte telefonieren, mailen mit seinem Analytiker, der ihm nun lebenswichtig geworden ist. Zuvor hatte er in einer grandiosen Persiflage das analytische Setting mit der Erfindung eines Apparats usurpiert, den man einschaltet, indem man die Ein-Taste drückt, womit ein Mechanismus ausgelöst wird, der zwangsläufig die Aus-Taste drückt. Vorbei der Zauber. Er war der Ein- und Ausschalter, nicht sein Analytiker. So war er auch Herr über die Zeit geworden. Es hätte ewig so weitergehen können, Geld war da. Der Analytiker war bestenfalls der Stichwortgeber für seinen eigenen Schaltkreis.

Nun hat ihn der Satz des Analytikers, der das Stundenende ankündigt, ins Mark getroffen. Damit ist der Analysand unter den Sterblichen gelandet, ein lebendiger Mensch unter Menschen.

Und der Analytiker: Er hat sich aus der Geiselhaft befreit, in die ihn der Analysand genommen hatte, als er auf seiner Couch gestrandet war mit etwa den Worten: Wenn das Geld ausgehe, also keine Analyse mehr möglich sei, bringe er sich um. Erlöst oder tot. In einem anderen Sinn hat Wolfgang Loch die Geiselnahme, wie sie Lévinas (1998 [1974]) als Grundsituation des Menschen beschreibt (»des andern Geisel sein«), auf die analytische Grundsituation übertragen. Weil »wer Geisel für einen anderen ist, [...] mit seinem Leben dafür bürgt, dass es mit dem Leben des anderen gut ausgehe« (Loch 1985, S. 18). Einerseits lässt sich der Analytiker auf diese Grundsituation ein, steht dafür ein, dass es mit seinem Analysanden gut ausgehe. Wie wäre sonst zu begreifen, was der Analytiker alles aushält, erleidet, durchsteht und verarbeitet. Andererseits muss er sich aus der Kontrolle der Geiselnahme befreien. Das tut er mit seiner Deutung: Es könnte durchaus sein, dass Sie nicht aus Ihrem Gefängnis herauskommen; ich aber bin draußen. Wie nun der Analytiker diese unlebbare Alternative »tot oder erlöst« in eine lebbare Form transformiert, sodass am Ende nach vielen Jahren am Abgrund eine Rutsche erscheint, auf der der träumende Analysand aus der Gefahrenzone von hoch oben nach unten zur Erde gleitet und nachdenkt über den Abschied, zeigt die ganze Kunst der Analyse, in der sich die beiden treffen.

Das Schreiben des Analytikers: Wozu?

Dann schließlich, am Ende, schreibt der Analytiker einen Bericht, um seine einsame Erfahrung mit diesem spezifischen Fall anderen zur Verfügung zu stellen. Denn das Schreiben ist vor allem auch des Analytikers Beitrag zu Forschung und Lehre, zur Theorie der Praxis seines alltäglichen Tuns.

»Da, wo die Medizin von ›Beobachtung‹ spricht, wenn der Praktiker die Untersuchungsbefunde seines Patienten niederschreibt, da zieht es die Psychoanalyse vor, vom ›Fall‹ zu sprechen, der konstruiert und dekonstruiert werden kann und der denjenigen, der ihn erzählt, mit seinem Studiensubjekt verbindet« (Tamet 2021, S. 131; Übers. E. K.).

Objekt für die Medizin, ist der Patient der Psychoanalyse ein Subjekt, mit dem der Analytiker einen langjährigen spezifischen, klar gerahmten, bezahlten, asymmetrischen Austausch pflegt, wobei zwar die bewussten Subjekte miteinander kooperieren, während jedoch die »Subjekte des Unbewussten« die bewusste Kommunikation stets unterlaufen, diese klammheimlich bestimmen und eine Kommunikation von unbewusst zu unbewusst hinter deren Rücken unterhalten. Aufgabe des Analytikers ist es natürlich, in seiner psychischen Arbeit innerhalb der Sitzung möglichst viel davon zu erfassen und in seine Deutungsoptionen einfließen zu lassen, sodass der Patient etwas von des Analytikers Hörfassung seiner eigenen unbewussten Mitteilungen mitbekommt. Aber: Die Sprache ist vieldeutig, die Ohren hören vieles und vieles nicht, und das Unbewusste wird nie in seiner Gänze bewusst. Es entschlüpft immer etwas, bleibt ungehört, unerkannt, ungesagt. Und es kommt immer etwas hinzu: durch die Macht der Leidenschaft, die die Denkbewegungen derangiert.

Das nachträgliche Schreiben des Analytikers, das er allein und getrennt von seinem »Studiensubjekt« macht, ist der Versuch, diesen unerkannt gebliebenen Spuren nachzugehen, die höchst aktiv sein Befinden irritieren, sein analytisches Hören in der Stunde beeinflussen. Diese Reste, die sein analytisches Ohr einstellen und verstellen, die ihm auch nach der Stunde, nach dem Ende der Analyse zu schaffen machen, gilt es nachträglich – Zauberwort der Psychoanalyse – zu beachten, um ein mögliches Verständnis des Prozesses, in den er verstrickt ist, zu erreichen. Das ist umso wichtiger, als sein wissenschaftliches Credo eine wissenschaftliche Erfassung im Beisein seines Untersuchungssubjekts geradezu verbietet. Besteht sein Untersuchungsdesign doch darin, sich in der analytischen Sitzung möglichst frei von Wunsch und Begehr zu halten, vom Verstehen und Erinnern abzusehen. Begriffsbildung, Beobachtung und Urteil, Beschreibung und Einordnung und damit auch die Lösung aus einem leidenschaftlichen Affiziertsein geschehen nachträglich. Für Letzteres steht z.B. der »Hass in der Gegenübertragung«, den uns Winnicott (2008 [1947]) zugemutet hat und der auf diesem Weg zum zentralen Werkzeug der analytischen Arbeit geworden ist.

An entscheidender Stelle in diesem Bericht spricht der Analytiker von seinem Gegenübertragungshass: von der Unerträglichkeit des Funktionalisiertwerdens, vom Verlust jeder Hoffnung, an den Rand getrieben von den Machenschaften des Patienten, von dessen unablässigen Besetzungsentzügen, mit denen er den Analytiker enteignet, ihn auf einen Stichwortgeber zum Eigengebrauch reduziert. Sein Schreiben ist für den Analytiker neben allem Erkenntnisgewinn deshalb auch immer ein Befreiungsschlag. Er löst sich mithilfe seines Gegenübertragungshasses von der unmittelbaren Wirkung, die der andere – sein Studiensubjekt – auf ihn zwingend ausübt. Schreibend bringt der Analytiker seine vom Unbewussten des anderen entstellten Gedanken in Form, macht sie zu seinen eigenen Gedanken und lässt damit vielleicht den anderen in seiner Eigenheit allererst hervortreten. Den entstellenden Effekten der ineinander verschränkten unbewussten Wechselwirkungen entkommt er auch beim Schreiben nicht, kann aber deren Spuren nachgehen, Worte finden, eine »Figuration« wagen. Nur – ganz zurückweisen oder verwerfen kann er sie nicht. Schreibend gibt er, könnte man sagen, dem Unbekannten ein Gesicht. Das Schreiben wird zum unabdingbaren Teil der Arbeit des Analytikers (und sei es nur, dass er von Zeit zu Zeit einen Behandlungsbericht für die Krankenversicherung schreibt); es ist seine Form des Durcharbeitens.

Mit dem Schreiben gelingt dem Analytiker dann auch das Kunststück, sich aus seinen Identifikationen mit dem Patienten wieder herauszuarbeiten und sich in den Gruppenkonsens seiner Community einzufädeln. Er muss allgemein verständliche Worte finden für das ganz und gar Einmalige seines Einzelfalls. Er löst sich aus der intimen Situation Sessel – Couch, geht in Distanz zu seinem Fall, wenn er diesen nachträglich beschreibt und kundtut. Es geht um Trennung. Wovon? Genaugenommen geht es um den Verlust des analytischen Objekts – jener Ko-Konstruktion von Analytiker und Analysand, immer aufs Neue in jeder Stunde – und dessen Wiederfinden im Schreiben.

Jedes Stundenende bedeutet nicht nur für den Analysanden Trennung. Denn nach jeder Stunde, und erst recht am endgültigen Ende der Analyse, bleibt der Analytiker mit einem Bündel loser Enden zurück. Kann er, solange die Analyse dauert, auf die nächste Stunde warten, so sieht er seinen Patienten nach Abschluss der Analyse in der Regel nie wieder. Die in zahllosen Stunden über viele Jahre gewobenen Erzählstränge reißen ab. Er sitzt von seinem Patienten verlassen da und schaut in die Leere, in der sein Studiensubjekt samt dem analytischen Objekt verschwunden ist. Seine fluktuierende Identifikation mit dem Analysanden nimmt er zurück. Denn die notwendigen primären Identifikationen, die Notwendigkeit, als Double zu fungieren, haben den Analytiker zeitweise in die Gefahr seelischer Annihilation gebracht, sodass das Schreiben in diesem Sinn auch seine Gesundheitsfürsorge wird – und ein Wiederfinden des entschwundenen analytischen Objekts ermöglicht (Tamet 2021, S. 130).

Der Analysand hingegen nimmt seinen Analytiker inwendig mit, behält ihn als inneren Begleiter, der zum Katalysator für seine Seelenarbeit wird, die ja weitergeht. Sie sind gegenwärtig, sagt Herr Schreiber zu seinem Ex-Analytiker, als er ihn ein letztes Mal noch aufsucht, nach abgeschlossener Analyse.

Warum aber schreibt der Analysand?

Und nun zum zweiten Bericht, mittels dessen sich der Analysand in einen Autor, in einen glücklichen Schreiber verwandelt. Manche schreiben ein Tagebuch der Stunden, um auseinanderhalten zu können, was sie sagen, was der Analytiker sagt, um nachlesen zu können, was war, um es dem Analytiker vorlesen oder auch ihre eigene Analyse ohne den Analytiker machen zu können. Das Schreiben während der Analyse ist jedenfalls Halt auf schwankendem Boden, der nun einmal ins Rutschen kommt, sobald man auf der Couch liegt. Dieser Patient jedoch schreibt, so denkt man, vor allem aus Dankbarkeit, er möchte kundtun, wie sehr er es der Analyse und seinem Analytiker verdankt, am Leben zu sein, sich lebendig zu fühlen.

> »Diese Patienten wissen, dass die Analyse der einzige Ort ist, wo sie ihren Wahnsinn äußern und leben können, ohne eine allzu harte Vergeltung fürchten zu müssen. Jenseits […] ihrer Kämpfe in der Übertragung gegen die Einsicht in die Wahrheit, die jedes Mittel heiligen: Vergessen, Widersprüche, Beschuldigung des Analytikers, Verleugnungen, Verdrehungen der Gedanken, bleibt die Übertragung positiv, weil sie es der Analyse verdanken, dass sie gesund, wenn auch nicht heil geblieben sind« (Green 2002, S. 440).

Es gab ein frühes Tagebuch, dessen Fetzen er im ganzen Stadtgebiet verstreut hatte, um ja alles auseinanderhalten zu können, jeden Zusammenhang zu zerreißen. Allerdings verbrennt er die Schnipsel nicht, sodass er am Ende eine Geschichte zusammenfügen kann, was geradezu ein Beweis dafür ist, wie anders sein Seelenleben nun funktioniert. Natürlich schreibt auch Herr Schreiber, um sich wieder einzusammeln, um sich aus der Verstrickung mit dem anderen seiner Analyse zu lösen, seine Seite der Geschichte zu formulieren. Auch wenn es auf beiden Seiten nur mehr vermischte Geschichten gibt: Nach dem verlorenen analytischen Objekt, jenem stets potenziellen Produkt aus einer merkwürdigen gemeinsamen psychischen Arbeit, das weder dem einen noch dem andern gehört, suchen beide. Green (1975) hat es mit dem Zusammenfügen der beiden unterschiedlichen Teile einer zerbrochenen Münze verglichen, die so zusammengefügt zum Symbol wird, an dem sich die beiden erkennen.

Der Analytiker hat von seiner Arbeit erzählt, wir wurden Zeuge eines Prozesses, der den Analytiker mitreißt, ihn ins Bodenlose stürzen, an seiner Arbeit zweifeln und verzweifeln lässt. Ein Prozess, aus dem es kein Entkommen mehr zu geben scheint, den der Analytiker durchhält, auch wenn ihm oft nicht mehr bleibt als seine analytischen Arbeitsregeln einzuhalten. Der Analysand indes erzählt eine ganz andere Geschichte, spricht von einem Hass, der sich gegen das Leben richtet, der erbarmungslos zerstört, was Hoffnung geben könnte, der Dämme gegen die anbrandende Sehnsucht baut; schreibt davon, wie er es in den acht Jahren seiner Analyse, angesichts der immer drohenden Katastrophe, geschafft hat, sich nicht dem Tod zu überlassen, sich nicht zu erschießen, nicht abzustürzen, dem Analytiker keine Metallspitze in den Bauch zu rammen, seinem Vater trotz allem doch keine Gewalt anzutun, und überhaupt, am Ende weder sich noch einen anderen umgebracht zu haben. Als er zum Analytiker kommt, hat er alle Leinen gekappt, seinen Beruf gekündigt, liegt meist zu Hause und liest. Von Hoffnung dann doch in die Analyse getrieben, läuft alles folgerichtig und unaufhaltsam auf jenen Moment zu, in dem man, um einzutreten, alle Hoffnung fahren lassen muss. Der Analytiker spricht sie schließlich aus, die Hoffnungslosigkeit, was der immer aufgeschobenen Katastrophe Worte verleiht. Der Analysand schreibt dann von seiner Fähigkeit, mithilfe der Analyse die Katastrophe in ein Ausflugsziel zu verwandeln, den beschwerlichen Weg seiner Analyse als Ausflug zu träumen, und mit der Schwebebahn zur Erde zurückzukehren aus der großen Höhe, in die er sich verstiegen hatte.

Die Lektüre unter Kollegen ist man gewohnt, man traut sich zwischen den Zeilen zu lesen, kann man doch davon ausgehen, dass der schreibende Analytiker mit dem analytischen Blick seines lesenden Kollegen rechnet. Die Erzählung eines Ex-Analysanden hingegen macht eher verlegen, man scheut sich einer Intimität nahezukommen, die der Schreibende unversehens zu offenbaren wagt – eine geteilte Intimität, die ihn über die Jahre mit seinem Analytiker verbunden hat, aus der alle anderen ausgeschlossen sind.

So kann ich zunächst kaum verstehen, was ich lese – mir fallen Worte auf wie »nicht« und »Niemals« und »Apartment« und »einstürzende Wolkenkratzer«. Ich denke, wie wichtig die Verneinung und die Absonderung, die Unerreichbarkeit für diesen Analysanden sein müssen und wie bedroht er diese erlebt. Wie groß zugleich die Sehnsucht sein muss, nach einem anderen.

Warum *Apartment* und nicht *Appartement,* wie es mir geläufig ist? Welcher Sprachzone und welcher Zeit entstammt der Analysand? Das französische *Appartement* ist im 17. Jahrhundert entlehnt aus dem italienischen *appartamento*, das dem noch früheren spanischen *apartiemento* entstammt. Erst im 20. Jahrhundert wird *Apartment* im Englischen gebräuchlich. Billy Wilders Film »The Apartment« (1960), in dem ein Mann selbiges als Liebesnest an seinen Chef vermietet, während er derweilen sein Leben auf einer Parkbank fristet, wird eingedeutscht als »Das Appartement«

und heißt später erst »Das Apartment«. Wie auch immer, es bezeichnet einen abgesonderten Raum, meint aber auch apart: abseits oder besonders zu sein, nicht zur Allgemeinheit gehörend. Roman Polanskis Film »Der Mieter« (»Le locataire«, 1976) zeigt die Gefahren der Nicht-Absonderung: Ein Mann gerät in den verfolgenden Einfluss seiner Vor- und Mitmieter, wird allmählich verrückt, stürzt sich aus dem Fenster, das darunter liegende Glasdach fängt ihn nicht auf, er endet schwerstverletzt im Wahn.

Dieser Exkurs war vielleicht mein erster Versuch, mich dem Analysanden zu nähern. Er demonstriert das »Niemals« einer Lebensverweigerung, die darauf besteht, nie unter solchen Bedingungen leben zu können, macht aber die Notwendigkeit der Absonderung für ein Überleben deutlich. Im Traum, den Herr Schreiber aus seiner Analyse zitiert, macht die prall gefüllte Windhose direkt vor seinem *Apartment* kehrt, als gäbe es eine unsichtbare Mauer. Sie entleert ihren Schwall diesmal nicht. Er ist noch einmal davongekommen. Es dauert wieder Jahre, bis er seinen endlosen Tränen freien Lauf lassen kann.

Es ist eine Erzählung der hinausgezögerten oder gerade noch aufgehaltenen, stets erwarteten Katastrophen. Auch wenn erst ganz zum Schluss erstmals das Wort Absturz auftaucht, und zwar als ein Absturz, der nicht stattfindet, weil der Träumer inzwischen kraxeln kann, ist die Katastrophe stets gegenwärtig. Es muss gegengesteuert werden, mit aller Kraft. Die Kraft dieser Bremsbewegung oder die Macht des Widerstrebens, dem emotionalen Sog nachzugeben, zeigt sich stilistisch durch Verzögerungen im Erzählstrom, wenn er Träume einblendet, die als Schnitt, Rückblende oder Szene auf einem anderen Schauplatz spielen. Oft hilft als letzte Rettung gerade noch das Erwachen aus dem Traum, wenn der zum Alptraum wird, die Traumsphäre nicht mehr gehalten werden kann. Wenn der Berg zu zerbröseln droht oder die mit allen Wassern gefüllte Windhose auf sein Refugium zurast. Nur das Herzrasen oder die Muskelkrämpfe in den Beinen zeugen von der schier übermenschlichen Anstrengung, die Katastrophe aufzuhalten, ihr zu entkommen; dem Analytiker und seinen Hinweisen und Deutungen zu entkommen, ihn zu degradieren zu einem Stichwortgeber für die Selbstanalyse. Es ist übrigens das erste Mal, dass Herr Schreiber einen Hinweis erstaunt und überrascht aufgreifen kann, als der Analytiker meint, seine Muskelschmerzen müssten ihren Grund in den Nächten haben, wenn er tagsüber seine Beine nicht bewege. Als würde er an dieser Stelle erstmals gewahr, dass seine Träume *ihn* meinen. Dass er es ist, der träumt. Im wirklichen Leben hat er einen Zustand der sicheren Abgeschiedenheit hergestellt – fern von allen Katastrophen liegt er gestrandet auf der Couch, liest, erzählt, was er liest, folgt der Idee des Protagonisten eines seiner Romane, wenn alle Bücher ausgelesen, alles Geld verbraucht ist, werde er davonlaufen, laufen ins Nichts. Bis er sich endlich erreichen lässt.

Ende

Die merkwürdige Scheu, in die intime Situation dieser ineinander verschränkten Geschichten einzudringen, legt sich nicht; auch am Ende ist es jedes Mal aufs Neue ein Schritt, die Seiten aufzuschlagen und zu lesen. Eine Scheu, die im Glück des Schreibens dort nicht auftaucht. Da ist keine Scheu vor Geheimnisverrat oder Scham, die verheimlicht werden müsste, keine Bezugnahme, die verborgen werden sollte. Vielleicht ist es das Rätsel dieser Berichte, die Dankbarkeit, diesen Analytiker gefunden zu haben, der an den Stolz eines Sohnes erinnert, der keine Scheu hat, sich mit seinem Vater zu zeigen, der aller Welt sagen möchte, was er diesem Vater verdankt. Ein Sohn der in seiner Lebensgeschichte geradezu betrogen worden war um seinen Vater. Nicht umsonst endet der Analytiker mit dem Hinweis auf einen Vaterstolz – den er erstmals in seiner Gegenübertragung empfindet.

Mein Blick durchs Schlüsselloch sieht auf eine Analyse, die einmal nicht mit der narzisstischen Enttäuschung einer gekränkten Omnipotenz endet, sondern mit dem Glück, ganz normal leben zu können. Arbeiten und lieben kann nun der Analysand, was ja Freud zufolge der glückliche, unspektakuläre Ausgang der Analyse wäre. Es endet sozusagen mit dem jubelnden Aufschrei dessen, der nach langem Verharren im Nicht-Leben ins Leben gefunden hat.

Diese Anstrengung des Lesens zeugt indessen auch von der arbeitsreichen Kunst des Schreibens. Genau so viel mittzuteilen wie nötig und zugleich niemals Verrat zu üben an sich selbst. Niemals. Mit diesem »Niemals« endet denn auch der Text. Die Verneinung, die in voranalytischen Zeiten so notwendig gebraucht wurde, um sich in einer frühen Beziehung zwischen fusionärer Einverleibung und dem Fall ins Nichts zu behaupten, wird weiterhin gebraucht für das Leben; denn es gilt dessen Kraft zu bewahren. »Ohne den Analytiker ... Niemals.«

Literatur

Benn, G. (1987 [1921/1927]): Epilog und Lyrisches Ich. In: G. Schuster (Hrsg.): Sämtliche Werke. Band III. Prosa 1. Stuttgart: Klett-Cotta, 127–133.

Botella, C. & Botella, S. (2001): Figurabilité et régrédience. Report to the congress for French-speaking analysts, Paris, 2001. Rev Fr Psychanal 65, 1148–1239.

De M'Uzan, M. (1993): Während der Sitzung: Überlegungen zum psychischen Geschehen im Analytiker. Jahrb Psychoanal 31, 77–100.

Ernaux, A. (2008 [2017]): Die Jahre. Übers. S. Finck. Berlin: Suhrkamp.

Freud, S. (1937d): Konstruktionen in der Analyse. GW 16, 41–56.

Green, A. (1975) Analytiker, Symbolisierung und Abwesenheit im Rahmen der psychoanalytischen Situation: Über Veränderungen der analytischen Praxis und Erfahrung. Psyche – Z Psychoanal 29, 503–541.

Green, A. (1977): Transcription d'origine inconnue. Nouv Rev psychanal 16, 27–63.

Green, A. (2002): Die zentrale phobische Position – mit einem Modell der freien Assoziation. Psyche – Z Psychoanal 56, 409–441.

Kittler, E. (2019): Das »Phantom unseres Ichs« und das »Gespenst der Identität«. Ko-Referat zu Mendes de Leon. ZpTP 34, 384–404.

Lévinas, E. (1998 [1974]): Jenseits des Seins oder anders als Sein geschieht. Übers. T. Wiemer. Freiburg: Alber.

Loch, W. (1985): Psychoanalytische Perspektiven. In: Perspektiven der Psychoanalyse. Stuttgart: Hirzel, 7–21.

Messner, R. (1987): Überlebt: alle 14 Achttausender. München: BLV.

Morgenthaler, F. (1978): Technik. Zur Dialektik der psychoanalytischen Praxis. Frankfurt a. M.: Syndikat.

Morgenstern, C. (2017 [1965]): Gesammelte Werke in einem Band. München: Piper.

Ribas, D. (2000): Donald Woods Winnicott. Paris: Presses Universitaires de France.

Tamet, J.-Y. (2021): Émergences de l'objet. Bull Soc Psychanal Paris 2022–1, 119–191.

Winnicott, D.W. (2008 [1947]): Hass in der Gegenübertragung. In: Von der Kinderheilkunde zur Psychoanalyse. Übers. G. Theusner-Stampa. Gießen: Psychosozial, 67–78.

Winnicott, D.W. (1991 [1974]): Die Angst vor dem Zusammenbruch. Psyche – Z Psychoanal 45, 1116–1126.

Eine Therapieerzählung aus vier Augen

Tilmann Habermas

Leopold Morbitzer und Felix Schreiber bieten als Therapeut und Patient die seltene Gelegenheit, aus den Blickwinkeln beider Beteiligter auf eine lange psychoanalytische Behandlung zu schauen. Bislang stammen die relativ wenigen veröffentlichten Behandlungsberichte meist aus Therapeutenfedern, manchmal aus den Federn der Patienten, kaum aber je aus der Sicht beider an einer Psychotherapie Beteiligter (z. B. Sechehaye 1973 [1950]). Zwar werden in der quantitativen Psychotherapieforschung oft systematisch beide Sichtweisen berücksichtigt, allerdings meist nur in Form von Schätzskalen.

Ich werde versuchen, diese Veröffentlichung von zwei Berichten über ein und dieselbe Psychotherapie aus den Perspektiven beider Beteiligter in einem weiteren Kontext der Diskussion über Fallberichte zu verorten. Zuerst benenne ich die Schwierigkeiten, die dem Veröffentlichen von jeglichen Therapieberichten entgegenstehen, und unterscheide sodann mögliche Absichten und Funktionen von Behandlungsberichten, die möglicherweise unterschiedliche Berichtsformen erfordern. Dann versuche ich, die spezifischen textgestalterischen Herausforderungen von Therapieberichten im Vergleich zu verwandten Texttypen zu benennen, um schließlich vor diesem Hintergrund die beiden Texte miteinander zu vergleichen und die Vorzüge einer Sicht sozusagen aus vier Augen herauszustreichen.

Die Hürden des Veröffentlichens von Behandlungsberichten

Nur selten werden Berichte aus Psychotherapien veröffentlicht. Dies liegt primär an dem Schutz der Vertraulichkeit der Behandlung und der Privatsphäre von Patienten. So instrumentell in Psychotherapien, die auf Selbsterkenntnis zielen, das Ermöglichen authentischer Empfindungen und Wünsche ist, so unerlässlich ist die rechtlich wie berufsethisch bewehrte Schutzsphäre der therapeutischen Beziehung. Das freie Assoziieren, der Zugang zu intimen Regungen und Gedanken wird wesentlich erschwert, wenn Patienten sich nicht zumindest ein wenig von der Vorstellung lösen können, ihre Lebensäußerungen würden von einer Außenperspektive betrachtet und beurteilt. Dabei tun dies die beiden an einer Psychotherapie Beteiligten selbst, wenn sie dann versuchen, die Äußerungen des Patienten zu verstehen. Patienten beteiligen sich an diesem Prozess und können ihn korrigieren. Dennoch ist das Vertrauen in den Psychotherapeuten unerlässlich. Viel bedrohlicher sind Fremddeutungen und Beurteilungen von Unbeteiligten wie beispielsweise Lesern, denn sie können nicht beeinflusst oder richtiggestellt werden.

Falldarstellungen, die aus laufenden Behandlungen erfolgen, sind besonders geeignet, diese zu kompromittieren (Weiß 2020). Und Falldarstellungen, die ohne Einverständnis der Patienten veröffentlicht werden, kommen je nach Erkennbarkeit der Patienten einem Vertrauensbruch gleich (Kantrowitz 2006). Selbst wenn die Darstellung keine intimen Informationen enthält, kann es doch für Patienten inklusive Lehranalysanden ziemlich befremdlich sein, objektivierende Deutungen eigener Motive und diagnostische Einordnungen der eigenen Person zu lesen, die von dem gemeinsam erarbeiteten Verständnis abweichen.

Selbst wenn Patienten einen Bericht über ihre Therapie lesen und korrigieren können, bevor sie seiner Veröffentlichung zustimmen, ist dies ethisch nicht ganz unproblematisch, da die Zustimmung immer durch die Abhängigkeit vom und die Übertragung auf den Therapeuten motiviert ist und damit unfrei sein kann (Weiß 2020; Will 2021). Insofern ist eine eigene Darstellung der Behandlung durch Patienten, eine Gegen- oder wie hier

Mit-Darstellung aus eigener Perspektive, mit eigenen Worten, als Autor und in Kenntnis des Berichts des Therapeuten eine ethisch weniger bedenkliche Möglichkeit, um über Behandlungsverläufe zu berichten. Das Format eignet sich nicht für jeden Zweck und ist nicht in jedem Fall möglich. Hier jedoch hat sich ein vormaliger Patient entschlossen, einen Behandlungsbericht des Therapeuten zu korrigieren, seiner Veröffentlichung zuzustimmen und selbst eine eigene Therapiegeschichte zu verfassen. Als Motive dafür werden berichtet: Dankbarkeit gegenüber dem Therapeuten, Stolz auf den gemeinsamen Therapieerfolg und der Wunsch des Patienten, seine positive Therapieerfahrung mit Menschen in vielleicht vergleichbarer Situation zu teilen.

Zwecke von Behandlungsberichten

Die meisten längeren Behandlungsberichte werden im Rahmen der psychotherapeutischen Ausbildung geschrieben und erreichen nie eine größere Öffentlichkeit. Diese Gesellenstücke dienen dazu, die Kompetenz angehender Therapeuten zu beurteilen. Auch veröffentlichte Behandlungsberichte können als Zeugnis der Kompetenz des Autors gelesen werden, was ein weiterer Grund für die Seltenheit solcher Veröffentlichungen ist und zu einem ganz unvermeidlichen Selbstdarstellungsbias führt, sich selbst und die Behandlungsmethode in gutem Licht darzustellen (Michels 2000), wenn nicht gar eine dramatische Heldengeschichte zu erzählen. Rudimentäre Behandlungsberichte dienen im deutschen Krankenversicherungswesen dazu, die Qualität der spezifischen Therapie und ihre weiteren Erfolgsaussichten zu beurteilen. Neben der Qualitätsprüfung dienen Falldarstellungen zweitens der Aus- und Weiterbildung sowie dem kontinuierlichen Erfahrungsaustausch und der Qualitätskontrolle. Während psychoanalytische Theorien verallgemeinernd über psychische Prozesse Aussagen treffen, bedarf das praktische Arbeiten des Denkens in Einzelfällen (Forrester 2017). Veröffentlichte exemplarische Fallberichte dienen in der Aus- und Fortbildung von Psychotherapeuten dazu, sie mit eigenen klinischen Erfahrungen abzugleichen und mit ihnen den eigenen Erfahrungsschatz aufstocken. Drittens werden Behandlungsberichte manchmal als wissenschaftliche Daten betrachtet (Colombo & Michels 2007), was allerdings Transparenz, Objektivität und Überprüfbarkeit verlangen würde, über die sie naturgemäß nicht verfügen (Grundmann 2009; Grundmann & Kächele 2012; Heenen-Wolff 2017). Schließlich hat die Öffentlichkeit der potenziellen Konsumenten von Psychotherapie ein Interesse daran, Einblick in Mechanismen und Erfahrungen zu bekommen.

In diesem Feld möglicher Zielsetzungen von Behandlungsgeschichten schrieb Leopold Morbitzer seinen Behandlungsbericht, um seine Erfahrungen mit Kolleginnen und Kollegen zu teilen. Seine Behandlungsmethode, die langjährige und intensive Psychoanalyse, stellt er in ihrer Wirksamkeit dar. Und er argumentiert und wirbt für ihre mögliche Indikation auch bei einem Patienten, der die meisten sozialen Bezüge zu Therapiebeginn gerade aufgegeben hatte. Wiewohl ich persönlich erhebliche Vorbehalte gegenüber einer häufig anzutreffenden Idealisierung langjähriger Psychoanalysen als Standardverfahren in der Ausbildung hege, so interessant finde ich jedoch die Berichte von dieser Therapie. Und so plausibel ich den allgemeinen Erfahrungsgrundsatz finde, dass es für eine Psychotherapie wichtig sei, dass sie nicht der einzige Realitätsbezug von Patienten ist, um diese nicht auf Dauer ersetzen zu müssen (womit sie ihren Charakter als Therapie verlöre), so interessant finde ich doch diese individuelle, erfolgreiche Behandlung.

Zugleich würde mich interessieren, sie mit Geschichten einer erstarrten oder gescheiterten langjährigen Behandlung zu kontrastieren, die die Risiken solcher Analysen aufweisen, über die schon Balint (1970 [1968]) schrieb. Allerdings ist es für das Ansehen von Therapeuten immer riskant, darüber ausführlich zu schreiben, weil unvermeidliche Subjektivität, Ungeschicklichkeit und Fehler öffentlich werden. Deshalb bleiben uns dafür nur Berichte aus einer anderen Quelle, nämlich der von Patienten. Der Selbstdarstellungsbias von Therapeuten ist nicht ganz zu vermeiden und bleibt eine Einschränkung von Fallberichten, derer Lesende sich gewahr bleiben müssen. So gerne ich beispielsweise immer wieder Winnicotts (1971) Berichte über einzelne Sitzungen mit Kindern lese, mit denen er gemeinsam ein Bild zeichnet, so deutlich ist doch seine positive Auswahl und Selbststilisierung. Leopold Morbitzer ist es in der Tat angenehm gelungen, den Patienten, die Beziehung und die Methode in den Vordergrund zu rücken.

Die Schwierigkeiten des Verfassens von Behandlungsberichten

Bereits beim Verfassen seines Berichts über die nur dreimonatige Behandlung der Jugendlichen Dora haderte Freud (1905e) mit den Problemen der Darstellbarkeit einer Lebensgeschichte, ganz zu schweigen von der einer Behandlung. Bereits die für Freud im Vordergrund stehende lebensgeschichtliche Rekonstruktion unbewusster Konflikte weist erhebliche Probleme der Narrativierung auf.

Im Vergleich zur starken normativen Erzählstruktur für einzelne Erlebnisse, wie sie beispielsweise der Soziolinguist Labov (2013) skizziert, weisen Lebenserzählungen weniger normative Strukturen auf. Dennoch gibt es auch hier kulturtypische Erwartungen, beispielsweise mit oder vor Beginn des Lebens, also vor Einsetzen des Erinnerungsvermögens, zu beginnen, mehr oder weniger chronologisch zu erzählen, normative Entwicklungsübergänge wie Schulabschlüsse, Eheschließungen und Geburten zu erwähnen (Habermas 2007), biografisch saliente Ereignisse mit der Entwicklung der eigenen Persönlichkeit und Lebensumstände zu verknüpfen sowie abschließend rückblickend den aktuellen Entwicklungsstand zu bewerten und einen Ausblick zu wagen. Dies ermöglicht es erwachsenen Erzählenden, eine mehr oder weniger zusammenhängende Autobiografie zu erzählen (Habermas, Ehlert-Lerche & de Silveira 2009; Köber, Schmiedek & Habermas 2015). Ähnliche Formzwänge gelten für Biografien anderer Menschen, und mithin auch für die Rekonstruktion des Lebens von Patienten.

Behandlungsberichte und Therapiegeschichten können sich jedoch auf weit weniger Gestaltungshilfen und narrative Schemata, die Schreibende bei Lesenden voraussetzen dürfen, stützen. Die zeitliche Einheit, über die zu berichten ist, ist die einer Beziehung, der zwischen Patient und Therapeut. Schon gewöhnliche Beziehungen sind schwer zu erzählen, haben aber immerhin eine Kennenlern- und eine Trennungssequenz, zwischen denen Höhe- und Tiefpunkte liegen mögen. Über all dies verfügen auch Psychotherapien. Was ihnen allerdings weitgehend fehlt, ist die Handlungsebene, die die Substanz von Erzählungen ausmacht – »*und dann hat er ..., und dann habe ich ...*«. Auch die äußeren Lebensumstände, die personellen und räumlichen Konstellationen können sich ändern, Charaktere können Erfolge erzielen und Misserfolge und Schicksalsschläge erleiden. In der Psychotherapie ist die Handlungsebene stillgelegt. Die beiden sprechen nur miteinander, und zwar über Hunderte von Stunden, zur immer selben Zeit, in den immer selben Räumlichkeiten. Wie kann man etwas erzählen, bei dem nichts passiert?

Dieses Dilemma zeigt sich auch bei Filmen, die Therapieverläufe wiedergeben wollen. Um Therapie interessant zu erzählen, sind in der Therapieserie *BeTipul* und ihren amerikanischen und französischen Adaptationen (*In Treatment*, *En Thérapie*) die Sitzungen auf 30 Minuten reduziert, sie finden nicht im Liegen, sondern im Sitzen statt, sodass die Figuren sich auch im Raum bewegen können, die Stunden finden nur einmal jede Woche statt, und die gesamte Therapie dauert jeweils nur einige Wochen. Der Therapieablauf wird durch die Kürzung übersichtlich. Vor allem aber werden Handlungselemente eingebaut im Behandlungszimmer (Herumwandern, Begutachten der Einrichtung, Räkeln, Platzen der Fruchtblase, Durchnässung, Behinderung durch einen Gipsarm, vorzeitiges Türklingeln), in den angrenzenden Privatgemächern und in der Umgebung (Blicke auf Hof und Straße). Auch rütteln Patienten immer wieder am Behandlungsrahmen, oder es verletzt ihn der Therapeut. *BeTipul* nutzt also nicht nur die Lebensereignisse außerhalb des Therapierahmens, sondern baut viele zusätzliche Handlungsstränge ein, inklusive des Berufs- und Familienlebens des Therapeuten, um die Therapie interessant erzählen zu können.

Behandlungsberichte und Therapiegeschichten müssen diese Handlungsarmut kompensieren, indem sie einerseits einzelne Erzählungen des Patienten aus seinem Wach- und Traumleben herausgreifen sowie andererseits aus dem scheinbaren Gleichstrom des Therapiegeschehens einzelne möglichst handlungsreiche Szenen aus Sitzungen und einzelne Veränderungen des Therapierahmens herausgreifen und sie zur Strukturierung und zum Aufbau eines Spannungsbogens nutzen. Hier ergeben sich wesentlich mehr Freiheiten als in Lebenserzählungen, eine höchst kreative Erzählleistung ist gefragt. Deshalb können Behandlungsberichte nur schwerlich beanspruchen, den tatsächlichen Therapieablauf wiederzugeben. Und deshalb sind Berichte aus unterschiedlichen Perspektiven so wichtig, die sich gegenseitig ergänzen und korrigieren können (Braun 2017). Die dritten Perspektiven Unbeteiligter in diesem Band sind keine eigenen Berichte, die sich beispielsweise auf Therapietranskripte stützen, bieten aber doch einen Außenblick auf die beiden Primärberichte.

Um diese doch ernüchternde Einschätzung der Beziehung zwischen tatsächlichem Therapiegeschehen und Therapiebericht ein wenig abzumildern, möchte ich die These vertreten, dass auch in analytischen Therapien selbst die genannten Mittel der Darstellung eines Therapieverlaufs bedeutsam sind. Szenen, Episoden, Handlungssequenzen und ihre Deutung, also im Grunde die Geschichten, die über sie erzählt werden (Ferro 2009), sind nach meiner Erfahrung in Behandlungen wesentlich, insofern sie Bezugspunkte, Metaphern und Deutungsmuster bereitstellen, auf die das analytische Paar sich beziehen kann. Dazu eignen sich Träume und Erzählungen aus dem Leben des Patienten, die besondere Einsichten vermittelten, die vielleicht Wendepunkte in der Therapie darstellten. Am besten aber eignen sich prototypische Geschichten von gemeinsamen Inszenierungen von Patient und Therapeut, in die beide emotional verwickelt waren und in denen keiner von beiden überblicken konnte, was die eigenen Regungen bedeuten und wohin die eigenen Handlungen führen würden. Es ist die Ernsthaftigkeit beider Beteiligter, die sich dem Geschehen emotional nicht entziehen und in erster Person agieren, die solche Momente so bedeutsam und so wertvoll machen für Therapien, wenn sie denn ausreichend verstanden werden können. Diese *Now Moments* (Stern et al. 1998) bilden den Kern von Geschichten, die das analytische Paar dann als Bezugspunkt verwenden kann, um zu verstehen, was ihm passiert.

Behandlungsbericht und Therapiegeschichte im Vergleich

Welcher Erzählstrategien bedienen sich die beiden Autoren? Leopold Morbitzer nutzt die Metapher des Fallens, um die zentrale Angst des Patienten zu verknüpfen mit einer rekonstruierten Kindheit, den Empfindungen des Therapeuten, dem Therapieverlauf und schließlich einem theoretischen Konstrukt, nämlich Winnicotts Idee von dem bereits in frühester Kindheit katastrophisch erlebten Auseinanderfallen eines Selbst, das von Patienten als erst in der Zukunft drohendes Schicksal gefürchtet werde. Winnicotts Vorstellung von der therapeutischen Arbeit als einer Art Zurückgehen zu einer und erstmaliges Erleben von einer vormals nicht bewusst erlebten und nicht erinnerten Katastrophe der Auflösung des eigenen Selbst und der Selbstkontinuität, nun aber im Kontext eines sprach- und reflexionsfähigen Erwachsenen und einer ausreichend haltenden therapeutischen Beziehung, dient Morbitzer als Mustererzählung, die die biografische Rekonstruktion ebenso leitet wie den Therapiebericht. Diese Mustererzählung verknüpft die Ebene der erzählten Vergangenheit mit ausführlichen argumentativen Textpassagen, in denen der Autor, der als Fachmann schreibt, das Erzählte mit theoretischen Begriffen und Annahmen verknüpft. Sie helfen, das Erzählte zu erklären, und zugleich dient das Erzählte dazu, die Theorie zu illustrieren und am Ende auch zu untermauern. Denn Morbitzers Therapiebericht liest sich auch als Plädoyer für Winnicotts Konzept der langen Analysen, in denen die emotionale Abhängigkeit vom Therapeuten das Erleben der archaischen Ängste erlaubt, die erst so Teil der Vergangenheit werden können und ein wenig ihren Schrecken verlieren.

Felix Schreiber greift auf während der Therapie von ihm aufgezeichnete Träume zurück, die er zugleich als wesentliches Mittel des Erzählens einsetzt. Sie bieten Erzählungen konkreter Episoden, die anschaulich und spannend Lesende ansprechen und ansonsten lediglich benennbare Gefühle plastisch inszenieren. Zudem nutzt Felix Schreiber seine Lektüren fiktionaler Erzählungen, um seine Seelenzustände zu vermitteln, ergänzt um teils poetische, teils absurd anmutende Beobachtungen und Eindrücke von Spaziergängen, die seine Position als passiver Beobachter hervorheben.

Eingebettet ist der Behandlungsbericht in eine autobiografische Skizze, die Finanzierung der Therapie durch die Mutter und die Suche nach dem leiblichen Vater während der Therapie. Die Entwicklung der therapeutischen Beziehung erzählt Felix Schreiber, spannungssteigernd bereits im Vorhinein angedeutet, anhand von im engeren Sinne erzählten Szenen aus Sitzungen, die den Wendepunkt der Behandlung darstellen. Gegen Ende greift Schreiber Morbitzers Metapher des Fallens auf und bettet sie in die einer Wanderung ein, auf der er, einen Absturz riskierend, den Abstieg vom Plateau der Therapie in die Niederungen des Lebens wagt.

Schreiber greift nicht den Moment auf, in dem im zweiten Behandlungsjahr der Therapeut den Patienten als mit einem Messer auf ihn stürzend vor sich phantasiert, und auch nicht, als er fürchtet, der Patient könne sich jeden Moment aus dem Fenster stürzen. Dies sind bedeutsame Phantasiemomente des Therapeuten, die der Patient aber anders erlebt haben mag. Was der Patient tatsächlich aufgreift, sind nicht die bedeutsamen subjektiven Momente des Therapeuten, die Gegenübertragungsmomente, sondern der Moment, in dem beide im sechsten Jahr den Therapierahmen in einer gemeinsamen Inszenierung verletzen, oder vielleicht vor allem der Therapeut den Rahmen verletzt, als er ausspricht, dass er nicht auf der Hoffnung besteht, die Therapie könne dem Patienten helfen, sein Leben zu ändern. Der Patient schrieb erstmals eine E-Mail.

In diesem Moment, in dem der Therapeut aus seiner Rolle heraustritt, nicht drastisch, aber deutlich, und nicht taktisch oder strategisch, sondern weil er nicht anders kann, kommt es zu einem existenziellen Moment nicht nur für den Analytiker, sondern für beide zusammen. Und Felix Schreiber kann in seiner Therapiegeschichte berichten, was Leopold Morbitzer im Behandlungsbericht nicht berichten kann, nämlich wie er, der Patient, selbst aktiv wird und beginnt, ein Leben unabhängig vom Therapeuten zu wagen, indem er sich dem Mitarbeiter des Freiwilligendienstes öffnet, wie er es sonst nur dem Analytiker gegenüber tut. An dieser Überschneidung von Therapiegeschichte des Patienten und Behandlungsbericht des Therapeuten zeigt sich, wie bedeutsam lokal begrenzte und gemeinsam verstandene hochaffektive Inszenierungen sein können und von allen vier Augen gesehen werden.

Im Vergleich der beiden unterschiedlich langen Texte, von denen der zweite auf den ersten antwortet und die biografische Rekonstruktion wie den Wendepunkt aufgreift, besticht der Text Felix Schreibers als poetisch, phantastisch und selbst in einzelnen Formulierungen ästhetisch ansprechend. Schreiber evoziert lebendig sein Erleben. Die Geschichte liest sich leicht, spricht emotional an und löst Phantasien aus. Sie kommt Ogdens (2005) Vorstellung von guter analytischer Literatur nahe, der es gelingt, in Lesenden das Erleben von Patient und Therapeut zu evozieren und sie in einen ähnlich träumerischen Zustand, in einen Übergangsraum, zu versetzen. Dies gelingt Schreiber vor allem bezüglich seines eigenen Erlebens. Nur wenige Sitzungen werden erzählt, wobei hier wörtliche Rede und tatsächliche Handlungen in und zwischen den Sitzungen helfen, die erlebte Beziehungsdynamik zu veranschaulichen. Ein ästhetisch ansprechendes Erzählen der Therapie einschließlich des zusehenden Verstehens der anfänglich rätselhaften Erzählungen des Patienten erleichtert das Nachempfinden eines Zustandes des freien Assoziierens und der gleichschwebenden Aufmerksamkeit.

Therapeuten hingegen verknüpfen in Behandlungsberichten, je nach ihren Intentionen, die Erzählung mit theoretischen Erwägungen (Storck 2009). Diese nicht-narrativen, argumentativen Textstrecken mindern unvermeidlich den narrativen Appeal eines Behandlungsberichts im Vergleich zu Therapiegeschichten. Ein Behandlungsbericht bietet dafür eine Mischung aus Belegerzählung und Thesen mit Argumenten, so wie sie auch für Plädoyers im Gerichtssaal typisch ist. Sie verlangen nicht nur eine ästhetische, sondern auch eine kritische Lesehaltung, in der man von Thesen anhand stichhaltiger Argumente überzeugt werden möchte. Die Erzählung dient in einem solchen Mischtext als Beleg, während die Therapiegeschichte sich auf das Erzählen des Erlebten konzentrieren kann. In der Zusammenschau von Behandlungsbericht und Therapiegeschichte zu einer Sicht aus vier Augen entfalten sich die jeweiligen Vorzüge auch im vorliegenden Band zum Verständnis der Leserinnen und Leser.

Literatur

Balint, M. (1970 [1968]): Therapeutische Aspekte der Regression. Die Theorie der Grundstörung. Übers. K. Hügel. Reinbek/Hamburg: Rowohlt.

Braun, C. (2017): »One size fits all« – Die psychoanalytische Fallgeschichte als Sprachspiel. Oder: Was nicht aufhört, sich (nicht) zu schreiben. In C. Braun, W. Brüggen & A. Gehrlach (Hrsg.): Psychoanalytische Narrationen. Fallgeschichten, Novellen und Stundenprotokolle als Erkenntnisformen. Frankfurt a.M.: Brandes & Apsel, 17–42.

Colombo, D. & Michels, R. (2007): Can (should) case reports be written for research use? Psychoanal Inq 27, 640–649.

Ferro, A. (2009): Psychoanalyse als Erzählkunst und Therapieform. Übers. K. Laermann. Gießen: Psychosozial.

Forrester, J. (2017): Thinking in cases. Cambridge: Polity Press.

Freud, S. (1905e): Bruchstück einer Hysterie-Analyse. GW 5, 161–286.

Grundmann, E. (2009): Berichte und Erzählungen von PatientInnen. Ein Perspektivenwechsel. In H. Kächele & F. Pfäfflin (Hrsg.): Behandlungsberichte und Therapiegeschichten. Wie Therapeuten und Patienten über Psychotherapie schreiben. Gießen: Psychosozial, 137–163.

Grundmann, E. & Kächele, H. (2012): Therapie und Geschichten. Wie fiktiv darf eine Fallgeschichte sein? Zeitschrift für Individualpsychologie 37, 274–285.

Habermas, T. (2007): How to tell a life: The development of the cultural concept of biography across the lifespan. Journal of Cognition and Development 8, 1–31.

Habermas, T., Ehlert-Lerche, S. & de Silveira, C. (2009): The development of the temporal macrostructure of life narratives across adolescence: Beginnings, linear narrative form, and endings. Journal of Personality 77, 527–560.

Heenen-Wolff, S. (2017): Der psychoanalytische Fallbericht: Dichtung, Wahrheit oder Selbsttäuschung. In E. Angehrn & J. Küchenhoff (Hrsg.): Selbsttäuschung. Eine Herausforderung für Philosophie und Psychoanalyse. Weilerswist: Velbrück Wissenschaft, 157–178.

Kächele, H. & Pfäfflin, F. (Hrsg.) (2009): Behandlungsberichte und Therapiegeschichten. Wie Therapeuten und Patienten über Psychotherapie schreiben. Gießen: Psychosozial.

Kantrowitz, J.L. (2006): Writing about patients: Responsibilities, risks, and ramifications. New York: Other Press.

Köber, C., Schmiedek, F. & Habermas, T. (2015): Characterizing lifespan development of three aspects of coherence in life narratives: A cohort-sequential study. Developmental Psychology 51, 260–275.

Labov, W. (2013): The language of life and death. The transformation of experience in oral narrative. Cambridge: Cambridge University Press.

Michels, R. (2000): The case history. J Am Psychoanal Ass 48, 355–375.

Ogden, T.H. (2005): On psychoanalytic writing. Int J Psychoanal 86, 15–29.

Sechehaye, M. (1973 [1950]): Tagebuch einer Schizophrenen. Selbstbeobachtung einer Schizophrenen während einer psychotherapeutischen Behandlung. Übers. V. Moldenhauer. Frankfurt a.M.: Suhrkamp.

Stern, D.N., Sander, L.W., Nahum, J.P., Harrison, A.M., Lyons-Ruth, K., Morgan, A.C., Bruschweiler-Stern, N. & Tronick, E.Z. (1998): Non-interpretive mechanisms in psychoanalytic therapy: The »something more« than interpretation. Int J Psychoanal 79, 903–921.

Storck, T. (2009): Gleichschwebende Aufmerksamkeit und interesseloses Wohlgefallen. Einige Gedanken zur Ästhetik der psychoanalytischen Fallgeschichte. In H. Kächele & F. Pfäfflin (Hrsg.): Behandlungsberichte und Therapiegeschichten. Wie Therapeuten und Patienten über Psychotherapie schreiben. Gießen: Psychosozial, 87–109.

Weiß, H. (2020): Löst der »informed consent« die Probleme in Übertragung und Gegenübertragung? Psyche – Z Psychoanal 74, 501–512.

Will, H. (2021): Zur Handhabung der Vertraulichkeit bei der Veröffentlichung von Behandlungsberichten. Psyche – Z Psychoanal 75, 1011–1022.

Winnicott, D.W. (1971): Therapeutic consultations in child psychiatry. London: Hogarth Press.

Echoräume

Karl-Heinz Ott

Dramatik

Bereits in den Anfangszeiten der Psychoanalyse bemerkt Freud, seine Krankengeschichten läsen sich wie Novellen und hätten mehr mit Literatur zu tun als mit Wissenschaft. »Ich muss mich damit trösten«, fügt er hinzu, »dass für dieses Ergebnis die Natur des Gegenstandes offenbar eher verantwortlich zu machen ist als meine Vorliebe.« Hinter diesem scheinbaren Bedauern, das nach Rechtfertigung klingt, verbirgt sich unüberhörbarer Stolz. Auch Freud kann ganz schön kokett sein. Welch große Rolle bei ihm die Dichtung einnimmt, lässt sich allein an der Bedeutung sehen, die Ödipus und Hamlet in der psychoanalytischen Heuristik spielen. Ebenso zeigt es sich an der zentralen Stellung solcher literarischen Kategorien wie Metapher und Metonymie. Für Freud handelt es sich bei diesen beiden nicht um rhetorische Stilmittel, vielmehr charakterisieren sie in seinen Augen die Funktionsweise unseres Phantasie- und Traumlebens, in dem Dinge sich vom einen aufs andere verschieben und sich in Bildern verdichten, die ihren Ursprung verbergen.

Freud selbst ist nicht nur ein äußerst anschaulicher Erzähler, der den Leser mit seinen Fallbeispielen aufs Schönste bei Laune hält, ihn treibt auch zeitlebens die Frage um, warum Dichtung eine so große Faszination auf uns ausübt. Um unser Seelenleben zu erkunden, rückt Freud unser Phantasieleben in den Mittelpunkt. Dass dieses Phantasieleben in Dramen und Romanen einen üppigeren Ausdruck findet als in den terminologischen Trockenübungen der Wissenschaft, ist evident. Auch Leopold Morbitzers Fallbericht besitzt etwas von einer Novelle, jedenfalls in ihren Grundzügen. Würde man die fachspezifischen Reflexionen und Zitate beiseitelassen und der literarischen Freiheit größere Lizenz erteilen, läse sein Fallbericht sich wie eine Erzählung, die auf einen hoffnungslosen Punkt zusteuert. In dem Moment, wo die Krise ihren Höhepunkt erreicht, setzt der Analytiker alles auf eine Karte, nicht wissend, ob er damit eine Katastrophe auslöst oder das Blatt sich noch einmal wenden lässt. Er erklärt dem Patienten frank und frei, dass auf Besserung womöglich keinerlei Aussicht besteht. Nicht nur war in der Analyse seit Jahren nichts mehr richtig vorangegangen, der Analytiker musste sogar um sein Leben bangen. Er musste durch die Hölle gehen, voller Selbstzweifel und Ängste. Die Frage lautete, ob der Patient eines Tages ihn umbringt oder sich selbst. Würde er sich selbst umbringen, könnte dem Analytiker der Entzug der Approbation drohen. Vermutlich müsste er sich vor Gericht verantworten und stünde als Paria da. Alle würden ihn fallenlassen, er wäre vollkommen isoliert. Solche Phantasien verfolgen ihn.

Novellen zeichnen sich dadurch aus, dass sie auf Krisen zusteuern, die auf ihrem Gipfel eine Wende erzwingen. Offen ist, wohin die Reise führt: in den Abgrund oder ins Freie. Aus der Sicht des Analytikers findet schon eine ganze Weile ein Zweikampf statt, der längst nicht mehr dem Fortgang der Therapie zu dienen scheint. Es geht um Leben und Tod, im wörtlichen Sinn. Wer Morbitzers Schilderungen liest, überlegt sich zweimal, ob er gern Analytiker wäre oder einer werden möchte. Man kann nur hoffen, dass nicht jede Analyse eine solche Dynamik entwickelt und eine solche Drastik besitzt.

Beim Lesen von Morbitzers und Schreibers Berichten fällt sofort auf, welch wichtige Rolle die Literatur bei dieser Analyse gespielt hat. Über manche Romane sagt Schreiber, sie hätten ihm Halt gegeben »in diesen aufwühlenden Tagen, wenn mein Analytiker nicht oder nur per E-Mail zu erreichen war.« Zuweilen muss Schreiber bei der Lektüre laut lachen oder er ist tief berührt vom Schicksal der Figuren. Christian Krachts *Faserland* lässt ihn am eigenen Leib durchleben, »wie es ist, vollkommen getrennt von allen anderen zu existieren und das Gefühl zu haben, sich selbst, die anderen, deren Verhalten, ach was, das komplette Land da draußen einfach nicht mehr zu verstehen, nicht mehr nachvollziehen zu können.«

Schreiber liest nie nur ein einzelnes Buch, es müssen immer mehrere sein. Von früh an hat er die Erfahrung gemacht, dass man sich auf etwas

Einzelnes niemals verlassen kann, nicht einmal auf die eigene Mutter. In den Tagen, da der Analytiker nicht zu erreichen ist, scheinen ihm allein Bücher noch Zuflucht zu bieten. Sein »Verlangen nach guter Literatur, nach *Sinnhaftigkeit*, nach *Bedeutung*« sei enorm, schreibt er. Die Bücher sollen seinem Leben einen Wert zurückbringen, der längst verloren gegangen ist oder den es nie gab.

Über die Lektüre eines Romans von Jean Genet sagt Schreiber, er habe dabei tief Luft geholt und sei kopfüber in die aufgeschlagene Buchseite hineingesprungen: »Ich tauchte ein, schwamm hinab; drehte mich um die eigene Achse und betrachtete, in der Tiefe schwebend, die Worte über mir. Dann pickte ich mir ein Wort heraus, schwamm hin, nahm jeden einzelnen Buchstaben unter die Lupe, betrachtete ihn ganz genau, tauchte wieder auf, holte ein weiteres Mal Luft, tauchte diesmal tiefer hinab, schaute mir aus der Ferne alle Worte auf der Buchseite an, verweilte ein paar Augenblicke, tauchte wieder auf. Der Moment war perfekt, mein Glück für kurze Zeit vollkommen.« Felix Schreiber taucht mit Kopf und Haar in diesen Roman ein, als handle es sich um das Wasser des Lebens. Es scheint, als strebe er in jenes mütterliche Magma zurück, das uns nicht mehr umhüllt seit unserer Geburt. Diese Welt ist für immer verloren, doch das Verlangen nach ihr besteht fort. Schreiber erschafft sich einen solchen Mutterbauchersatz nicht nur durch seinen Rückzug in die Lektüre, er verlässt auch kaum noch seine Wohnung. »Ich lebte«, heißt es bei ihm, »vollkommen zurückgezogen in meinem kleinen Apartment, wo ich eine Unmenge an Büchern verschlang.«

Beim Lesen können wir ganz und gar in jener Welt aufgehen, die sich vor unserem inneren Auge entfaltet. Wir müssen dafür nicht das Geringste tun, es geschieht wie von selbst, dank unseres Vorstellungs- und Einfühlungsvermögens, das uns ein Teil dessen werden lässt, wovon das Buch erzählt. Wir fühlen uns eingebettet in einen Kosmos, der mehr Sinn besitzt und eine andere Intensität als das reale Leben. Felix Schreiber trägt sich mit dem Gedanken, Schriftsteller zu werden. Er könnte sich damit Welten erschaffen, in die er nicht erst eintauchen würde beim Lesen, sondern schon während des Formulierens. Ganz im Sinne seines Pseudonyms dürfte er sich als glücklicher Schreiber fühlen. Mit seinem Analytiker erlebt er, dass beim gemeinsamen Reden über Literatur »die Wellenlänge stimmt«.

Katharsis

Literatur handelt selten vom Glück – was ließe sich darüber schon des Langen und Breiten sagen? So gut wie alle Romane handeln von Kämpfen und Krämpfen, von innerlichen wie äußeren. Sie handeln von Aufbrüchen, Abbrüchen, Ausweglosigkeiten, mal auf komische, mal auf tragische, mal auf groteske Weise. In aller Regel begegnen wir dabei Figuren, in denen wir uns ein Stück weit wiedererkennen, in den einen mehr, in andern weniger. Anders als in den Heldenepen früherer Zeiten sind die heutigen Helden meist keine Helden mehr und schon gar keine Heroen, sie sind im Großen und Ganzen wie du und ich.

Der Roman ist eine Erfindung der Neuzeit. Er handelt davon, dass Menschen sich ihren Weg bahnen müssen durch eine Welt, die keine ewigen Wahrheiten mehr kennt und aus der alle Gewissheiten geschwunden sind. Vieles ist möglich, nichts zwingend. Jeder Weg kennt allerlei Abzweigungen – voller Glücksversprechen, Irrwege, Labyrinthe, Dschungel, Zufälle, Abgründe. Es fängt an mit Don Quijote, der von sich glaubt, er müsse die Welt wieder in Ordnung bringen, mit Hilfe verlorengegangener Rittertugenden. Er trägt hehre Ideale vor sich her, erblickt überall Feinde und huldigt einer Dulcinea, die nur in seiner Phantasie existiert. Die Welt stellt sich ihm als das dar, was er in ihr erblicken will. Wo andere eine Kaschemme erblicken, erblickt er eine belagerte Burg, die von ihren Bezwingern befreit werden will. Seine Projektionsmaschinerie läuft auf Hochtouren, in bizarrer Weise. Erst auf dem Sterbebett merkt er, dass sein Leben aus Wahnsinn bestand.

Goethes Werther findet das Leben entsetzlich, er sieht sich von Spießern umgeben. Weil er nicht bekommt, was er will, bringt er sich um. Alle sollen sehen, was sie ihm angetan haben. Zwischen der Welt und ihm selbst wollte sich nichts Gemeinsames ergeben, zumindest nicht aus seiner Sicht. Diderots »Jacques der Fatalist«, der aus mäandernden Gesprächen besteht zwischen einem Herrn und seinem Diener, setzt mit den Sätzen ein: »Wie haben sie sich getroffen? Durch Zufall, wie alle Welt. Wie hießen sie? Was spielt es für eine Rolle? Wo kamen sie her? Gleich von nebenan. Wo gingen sie hin? Wer weiß schon, wohin man geht?« Kontingenz, wohin man blickt, ohne jede Notwendigkeit. Wir strudeln im Ungewissen umher. Die Welt steht uns offen, ohne Vorgaben, ohne Wegweiser. Es gibt so viele Sinnangebote wie Artikel im Supermarkt; wir können uns für dies entscheiden und für jenes, jeden Tag anders. Davon handeln Romane, mal explizit, mal indirekt, in unterschiedlichster Weise.

Warum aber können sie dann Halt bieten? Warum verlieren wir uns so gern in ihnen? Warum können wir sie sogar als Rettung empfinden? Die einfachste Antwort lautet: Wenn wir lesen, sind wir nicht allein. Felix Schreiber greift zu Büchern, wenn ihn am Wochenende eine unerträgliche Unruhe überkommt. Während der Analysesitzungen kann er sich wie im Auge des Taifuns fühlen, an den »freien« Tagen kommt er sich völlig verloren vor.

Warum aber suchen wir Zuflucht in der Literatur? Freud beschäftigt sich mit dieser Frage sein ganzes Leben lang, sie lässt ihn nicht in Ruhe. In immer neuen Anläufen versucht er den Quell des dichterischen Phantasierens zu erkunden und seiner Anziehungskraft auf die Spur zu kommen. Um seine therapeutische Arbeit zu kennzeichnen, greift Freud auf die berühmte literarische Kategorie der Katharsis zurück. Dieser Begriff stammt aus der *Poetik* des Aristoteles, meist wird er mit Reinigung übersetzt oder mit Läuterung. Beides trifft die Sache jedoch nicht wirklich. Aristoteles charakterisiert damit seelische Vorgänge, denen wir uns beim Anschauen von Tragödien aussetzen. Wir gehen im Theater durch Himmel und Hölle; wir rebellieren innerlich gegen die Gewalttäter und zittern mit den Bedrohten; wir erleiden mit ihnen allerlei Qualen und klammern uns an ihre Hoffnungen. Es handelt sich um ein Spiel, das uns manchmal mehr mitnimmt als das wirkliche Leben. Der Unterschied zum wirklichen Leben besteht darin, dass wir in einem Zuschauerraum sitzen, fern jeder Gefahr. Diese Gefahrlosigkeit erlaubt es uns, Gefühle zu durchleben, die nicht nach Ausbruch verlangen, sondern gedanklich aufgefangen werden.

In diesem Sinne verlassen wir das Theater innerlich gereinigt. Insofern der Begriff Reinigung jedoch suggeriert, dass nach dem Durchleben eines solchen Dramas alles in Ordnung ist, lädt er zu Missverständnissen ein. Immerhin können Tragödien noch lange in uns nachwirken, ohne dass wir uns sonderlich geläutert fühlen. Allerdings haben wir Konflikte durchgestanden, die uns alles andere als unbekannt sind, auch wenn wir keine

Könige sind und keine Kindsmörder. Diese Konflikte haben uns so sehr aufgewühlt, dass sich nicht nur auf der Bühne etwas entladen hat, sondern auch in unserem Innern. Wir selbst mussten dabei nichts ausagieren, die Figuren auf der Bühne haben es für uns übernommen. Äußerlich haben wir uns passiv verhalten, seelisch wurden wir hin und her gerüttelt.

So kann es uns auch beim Lesen ergehen. Wir tauchen ein in eine Welt, die uns gefangen nimmt. Klappen wir das Buch wieder zu, fühlen wir uns mitunter wie ein wenig betäubt, in einer Mischung aus Trance und Erfüllung. Meist dauert es eine kleine Weile, bis wir zurückfinden in die gewöhnliche Wirklichkeit. Zuweilen fühlen wir uns regelrecht mitgenommen, als hätten wir eine Menge durchgemacht. Bei Felix Schreiber heißt es einmal, er habe Donna Tartts *Distelfink* erschöpft beiseitegelegt. Auch das hat mit Katharsis zu tun.

Solche Phänomene kennen wir auch aus analytischen Sitzungen, wo wir ebenfalls einiges durchmachen. Es kommen dort Dinge zur Sprache, die uns beunruhigen. So wie im Theater befinden wir uns auch während der Analyse in einem geschützten Raum. Die eigentliche Wirklichkeit findet draußen statt. Am Ende der Sitzung müssen wir in diese Wirklichkeit zurück. Wir haben mit dem Analytiker ein Stellvertreterspiel gespielt: Er war unser Vater, unsere Mutter, unsere Schwester, unser Bruder, unser Chef und sonst noch allerlei. Stehen wir von der Couch wieder auf, fühlen wir uns zuweilen wie benommen. Es ist, als müssten wir uns die Augen reiben. Wir waren in einer anderen Welt, die mit der Welt draußen aufs Engste zusammenhängt.

Auch mit einem Buch in der Hand verlassen wir die gewohnte Welt. Wir verlassen sie, um tiefer in sie einzutauchen – so wie in der Analyse. Wir begeben uns in einen Zustand, in dem die Gesetze der Wirklichkeit zwar noch gelten, zugleich aber ein Stück weit aufgehoben sind. In diesem Zustand darf alles, was uns umtreibt, zum Ausdruck gelangen, selbst das Allerschlimmste – ohne irgendwelche sonst üblichen Konsequenzen. Auf der Bühne, in Romanen und in der Analyse wird das Undenkbare denkbar. Wir dürfen es aus uns hervortreiben, ohne Angst vor unerwünschten Folgen. Wir dürfen uns vollkommen entladen, zumindest auf verbaler Ebene. Eine solche Entladung verschafft uns Erleichterung. Nichts anderes ist mit Katharsis gemeint.

Detektivarbeit

Zur Analyse gehört, dass der Analytiker auf Gedanken kommt, auf die man selbst nicht kommt, und dass er Fragen stellt, die man sich selbst nicht stellt, obwohl sie naheliegend sind. Romane können ihren Lesern zwar nicht explizit Fragen stellen, allerdings bringen sie uns immer wieder auf Gedanken, die längst ins uns schlummern, jedoch noch nie an die Oberfläche drangen. Indem wir lesen, entdecken wir uns selbst. Anders als in der Analyse sind wir dabei von dem Druck befreit, dass man sich gezielt mit sich selbst beschäftigen muss. Beim Lesen geschieht das wie nebenbei, und zwar dadurch, dass wir uns in andere Leben hineinversenken.

In seinen Briefen an Fließ bindet Freud die Begriffe Neurose und Familienroman strikt aneinander. Diese beiden gehören für ihn untrennbar zusammen. Wenn Freud dabei von Untreue, illegitimen Kindern und dem tiefen Bedürfnis nach Rache an der Mutter spricht, meint man die Blaupause in Händen zu halten für Felix Schreibers Geschichte. Allerdings müssen wir in der Analyse unseren Familienroman erst mit Hilfe des Analytikers erarbeiten, er liegt nicht offen da wie in Büchern. Es bedarf dafür nicht nur eines langen Atems, wir wissen nicht einmal, ob dieses Vorhaben je gelingen wird. Anders als in der Literatur geht es dabei nicht um ästhetische Kriterien, es geht zuerst einmal darum, die vielen anbrandenden Erinnerungssplitter, Phantasien, Träume und Assoziationen zu einem sinnreichen Mosaik zusammenzufügen – ohne jeden künstlerischen Anspruch.

Dennoch korrespondiert dieses Vorhaben durchaus mit dem, was wir Literatur nennen, und zwar schon deshalb, weil auch dort das Durcheinander zahlloser nomadischer Gefühls- und Gedankenpartikel den Weg zur Wirklichkeit bereitet. In John Banvilles Erzählung *Newtons Brief* heißt es: »Aus dem Zug blickte ich auf die scheue Kehrseite der Dinge, auf Fallrohre und zerbrochene Fensterscheiben, verstreute Gärten mit ihren tanzenden Wäscheleinen, auf einen Mann, über einen Spaten gebeugt. Draußen in der Bucht von Killiney kreuzte ein Segel im schrägen Winkel zur Welt, eine weiße Wolke glitt langsam über den Horizont.« Der Erzähler fragt sich, was das alles zu bedeuten hat und wie es mit seinem eigenen Leben zusammenhängt. Er weiß es nicht, sagt sich aber: »… solch erinnerte Fetzen scheinen mir vor Bedeutung zu strotzen. Sie sind wie Indizien an einem Tatort zugleich gewöhnlich und einzigartig.«

Nimmt es Wunder, dass Freud in seinen letzten Londoner Jahren jeden Abend Krimis las, mit Vorliebe solche von Agatha Christie? Über seine Tochter Anna wird berichtet, sie sei sogar eine regelrechte Christie-Spezialistin gewesen. Agatha Christie legt ihrem Hercule Poirot immer wieder Einsichten in den Mund, bei denen man sich an Freud erinnert fühlt. So etwa, wenn Poirot betont, dass jede Art von Wahnsinn seine ganz eigene, in sich zwingende Logik besitzt. Wird das Wirre entknotet, wirkt es nicht mehr wirr, sondern in sich schlüssig, wenngleich auf seltsame Weise. Hercule Poirot ist nicht nur ein großer Versteher und Einfühler, vor allem ist er ein großer Kombinatoriker. Und ein großer Psychologe.

In jedem ihrer Krimis hebt Agatha Christie hervor, dass die Lösung des Falls sich am besten durch die Erforschung seelischer Motive erschließt. Einen beträchtlichen Teil ihrer Krimis lässt sie in familiären Zusammenhängen spielen: Dort ist alles miteinander verflochten, dort geschehen die Morde, dort gibt es keinen einzigen Unbeteiligten, was immer er getan oder auch nicht getan hat. Hercule Poirots Methode besteht darin, die Leute einfach reden zu lassen, egal worüber. Weil er weiß, dass sie um die Wahrheit gern herumschleichen oder sie überhaupt nicht kennen, stellt er ihnen belanglos klingende Fragen, die mit dem Corpus Delicti scheinbar nichts zu tun haben. Je belangloser das Thema, desto freimütiger plappern sie drauflos – und umso mehr verraten sie sich oder bringen Hinweise an den Tag, anhand von Kleinigkeiten.

Auch die Erkundung des Unbewussten besitzt etwas Detektivisches. Wäre man nicht sich selbst ein Rätsel, gäbe es keinen Grund, einen Analytiker aufzusuchen. Es geht dabei nicht um eine einzelne Tat, es geht ums ganze Leben. Sowohl im Krimi als auch in der Analyse versucht man den Dingen auf die Schliche zu kommen, in einer Mischung aus Hoffnung und Angst. Aus Angst davor, es könnte vor allem Schlimmes nach oben gespült werden, in der Hoffnung darauf, dass wir uns am Ende dennoch freier fühlen. Wir überführen uns gleichsam selbst, mit Hilfe des Analytikers. Wir sind in diesem Fall Täter und Opfer zugleich. Wir sind identisch mit dem, den wir suchen, Seite an Seite mit Hercule Poirot, der am Kopfende der Couch im Sessel Platz nimmt.

Leopold Morbitzer sagt über seine Arbeit mit Felix Schreiber: »Im Verlauf der Behandlung konnten wir die verstreuten Fragmente seiner Biografie einsammeln und die verbliebenen Lücken mit Konstruktionen schließen, sodass das, was bislang rätselhafte Botschaften seiner schweigenden Familie waren, von ihm nach und nach übersetzt werden konnte in eine für ihn zusammenhängende sinnvolle Geschichte.« Nichts anderes machen Detektive und Kriminalisten. Der Analysand sucht sich beim Analytiker Hilfe, in der Hoffnung, dass er herausbekommt, was mit ihm los ist und welche Leichen in seinem Keller liegen. »Alleine wäre es … unmöglich gewesen, den Abstieg zu wagen«, schreibt Felix Schreiber. Der Abgrund, in den man hinabsteigt, ist das eigene Selbst. Das Ich begibt sich auf die Suche nach Dingen, die es oft nur widerwillig als Eigenes wahrnimmt und am liebsten von sich abkapseln würde. Gleichzeitig fiebert es Entdeckungen entgegen, die Licht ins Dunkel bringen sollen.

Agatha Christies Krimis führen uns bis zum Schluss an der Nase herum. Erst auf den letzten Seiten warten sie mit Überraschungen auf, bei denen nicht nur die beteiligten Figuren, sondern auch die Leser sich fragen, warum sie nicht schon viel früher darauf gekommen sind. Auch die Analyse kommt nicht ohne immer neue Ansätze, ohne immer neue Indizien, ohne immer neue Spuren aus. Manche führen nicht weit, bei anderen zeigt sich erst spät, wie wichtig sie von Anfang an waren. Auch der Analytiker stochert häufig im Nebel herum, was der Patient nur ungern wahrhaben will. Bei längeren Analysen drohe man vor lauter Bäumen den Wald nicht mehr zu sehen, gesteht Leopold Morbitzer.

Allerdings geht auch der Analysand nicht immer so freigebig mit der Wahrheit um, wie es jenes psychoanalytische Gebot verlangt, wonach er alles sagen soll, was ihm durch den Kopf geht. Nicht jede Scham lässt sich überwinden, nicht jeder Impuls, der einen durchzuckt, kommt zur Sprache. Wir zensieren uns selbst noch auf der Couch, wenn auch weniger als draußen in der Welt.

Sich selbst lesen

»In Wirklichkeit ist jeder Leser, wenn er liest, eigentlich der Leser seiner selbst«, bemerkt Proust gegen Ende seiner *Recherche*. Und er fügt hinzu: »Das Werk des Schriftstellers ist nur eine Art optisches Instrument, das er dem Leser anbietet, um ihm zu ermöglichen, das zu erkennen, was er ohne dieses Buch vielleicht nicht in sich selbst gesehen hätte.« Romane eröffnen Phantasieräume, in denen wir uns selbst begegnen. Morbitzer begreift Schreibers vieles Lesen »als Suche nach Narrativen, in die er seine ›unverdauten Fakten‹ projizieren kann«. Beim Lesen fliegen uns Gedanken zu, die mit dem Gelesenen nur bedingt zu tun haben müssen. Häufig lösen Formulierungen, die fürs Ganze keinerlei entscheidende Rolle spielen, Gedankenströme aus, die ein Eigenleben entwickeln. Ein bloßer Nebensatz oder ein bloßes Adjektiv können uns mit einem Schlag vor Augen führen, was über Jahre oder ganze Jahrzehnte in uns unmerklich schlummerte. Die aufs Buch gerichteten Augen lesen in solchen Momenten oft einfach weiter, ohne noch wirklich zu lesen. Zuweilen gewahren wir erst nach zwei, drei Seiten, dass wir zurückblättern müssen. Wir haben uns Bildern überlassen, die nur auf ein passendes Wort gewartet haben, um lebendig zu werden.

Ein solches Wort kann uns überall begegnen, nicht nur in Büchern oder in der Analyse. Diese beiden eröffnen jedoch Echoräume, wie sie das Getriebe des Alltags selten ermöglicht. Keineswegs zufällig lesen wir Bücher häufig auf dem Sofa oder im Bett. Zwar kann man ebenso in der U-Bahn lesen oder im Café; geben wir uns jedoch intensiven Lektüren hin, finden sie nicht selten im Liegen statt. Auch in der Analyse liegen wir auf der Couch – in einer Lage, die unserem inneren Bilderleben größeren Raum gewährt, als es das übliche Gewerkel erlaubt. Im Liegen fließen die Gedanken ungebremster dahin als im geschäftigen Hin und Her. Beim Kontakt mit anderen ist immerzu Selbstkontrolle mit am Werk, selbst dort, wo wir sie nicht im Geringsten als solche wahrnehmen. Erst wenn wir uns nicht mehr in irgendeiner Weise verhalten müssen, öffnen sich die Schleusen.

Gleich zum Auftakt der *Recherche* sagt Proust über die abendlichen Lektüren seiner Kindheit, bei denen er hin und wieder wegnickt und das Gelesene weiterträumt: »Meine Überlegungen waren seltsame Wege gegangen; mir schien, als sei ich selbst, wovon das Buch handelte: eine Kirche, ein Quartett, die Rivalität zwischen Franz dem Ersten und Karl dem Fünften.« Freud sagt einmal über eine Patientin, sie habe beim Lesen eines Zeitungsartikels das Ihre »hinzudeliriert«. Wir delirieren ständig das Unsere hinzu, ohne dass es uns eigens bewusst wird. In aller Regel lesen wir keine Romane, um völlig Neues zu erfahren, mit Sachbüchern sind wir damit besser beraten. Bei Romanen lassen wir uns in Welten hineingleiten, die sich mit den eigenen überschneiden, selbst wenn die Kulissen reichlich fremd anmuten. Wir lesen auch keine Romane, um gezielt unser Unbewusstes anzuzapfen. Es geschieht ganz beiläufig. Uns huschen dabei Dinge durch den Kopf, die wir während anderer Tätigkeiten kaum wahrnehmen.

Leopold Morbitzer zitiert Freud mit der Bemerkung, die Analyse erzeuge »ein Zwischenreich zwischen der Krankheit und dem Leben«. Man könnte ergänzen, dass sie ganz grundsätzlich ein Zwischenreich erzeugt so wie auch die Literatur. Dieses Zwischenreich verknüpft die Realität ganz bewusst mit unserem Phantasieleben. Wie wenig diese beiden voneinander zu trennen sind, geht uns auf, wenn wir uns möglichst unkontrolliert dem Gewoge der Bilder, Träume und Schimären überlassen. Im Alltag, wo wir funktionieren müssen, verharren diese Dinge meist so weit im Hintergrund, dass wir sie kaum wahrnehmen. Beim Lesen und in der Analyse dürfen wir ihnen dagegen alle Aufmerksamkeit schenken. Wir befinden uns dabei in einer Art Suspense, der von allem Handeln befreit und von allem Agierenmüssen. Gerade dadurch aber rücken wir jener Sache näher, die nicht nur unser eigenes Leben ausmacht, sondern das Leben im Ganzen.

Autorinnen und Autoren

Tilmann Habermas, Diplom-Psychologe, Psychoanalytiker (DPV/IPA/DGPT), lehrte 2002–2022 als Professor für Psychoanalyse im Fachbereich Psychologie an der Goethe-Universität Frankfurt am Main. Seine Forschungsschwerpunkte sind die Entwicklung autobiografischen Erzählens und der Lebensgeschichte, die narrative Emotionsbewältigung, sowie Ko-Narrationen in Sozialisation (Eltern–Kind) und Psychotherapie (Therapeut–Patient). Er veröffentlichte zahlreiche Arbeiten zur Erzählforschung, u. a. »Who speaks? Who looks? Who feels? Point of view in autobiographical narratives« (International Journal of Psychoanalysis 2006) und *Emotion and narrative: Perspectives in autobiographical storytelling* (Cambridge University Press, 2019).

Erika Kittler, Ärztin für Psychiatrie und Psychotherapie, Psychoanalytikerin für Kinder, Jugendliche und Erwachsene, Lehranalytikerin und Supervisorin (DPV/IPA), arbeitet niedergelassen in eigener Praxis. Sie beschäftigt sich insbesondere mit der französischen Psychoanalyse, hat etliche Werke übersetzt (u. a. »Die tote Mutter« von André Green) und hat in ihrer Arbeit »Gedanken zum Werk von André Green« (1991) die Grundlinien seines Denkens herausgearbeitet. Sie hat zahlreiche eigene Beiträge veröffentlicht, u. a. zur transgenerationalen Übertragung von Traumata, und ist langjährige Herausgeberin der *Zeitschrift für psychoanalytische Theorie und Praxis*.

Leopold Morbitzer, Diplom-Psychologe, Psychoanalytiker (DPV/IPA/DGPT), Lehranalytiker und Supervisor, arbeitet niedergelassen in eigener Praxis. Er veröffentlichte zu Themen der Entwicklung, wie der Entwicklung der Fähigkeit zum Glücklichsein, der Entwicklung einer psychoanalytischen Identität im Rahmen der psychoanalytischen Ausbildung und der Entwicklung der Fähigkeit zur Generativität (www.leopold-morbitzer.de). Er ist Preisträger der DPV-Stiftung 2012.

Karl-Heinz Ott, Schriftsteller, Essayist, literarischer Übersetzer. Er verfasste neben Werken über Händel, Beethoven und Hölderlin die Romane *Ins Offene*, *Endlich Stille*, *Ob wir wollen oder nicht*, *Wintzenried*, *Die Auferstehung*, *Und jeden Morgen das Meer*. Er erhielt zahlreiche Auszeichnungen und Preise, zuletzt den Joseph-Breitbach-Preis 2021. Zuletzt erschien von ihm 2022 die Schrift *Verfluchte Neuzeit – Eine Geschichte des reaktionären Denkens*. Karl-Heinz Ott ist u. a. ordentliches Mitglied der Akademie der Wissenschaften und der Literatur Mainz sowie Mitglied des Kulturpsychoanalytischen Workshops der Deutschen Psychoanalytischen Vereinigung.

Felix Schreiber, Pseudonym.

Peter Wegner, Dr. rer. soc., Diplom-Psychologe, Psychoanalytiker (DPV/IPA), Lehranalytiker und Supervisor, arbeitet niedergelassen in eigener Praxis. Er veröffentlichte zahlreiche Arbeiten zur psychoanalytischen Behandlungstechnik (www.drpeterwegner.de) und ist u. a. Herausgeber von *Psychoanalysen, die ihre Zeit brauchen* (4. durchgesehene und veränderte Auflage 2013, erschienen bei Brandes & Apsel). Er war 2006–2008 Vizepräsident und 2008–2012 Präsident der Europäischen Psychoanalytischen Föderation (EPF).

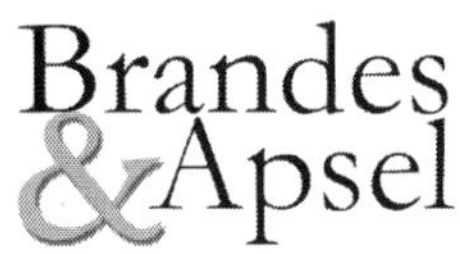

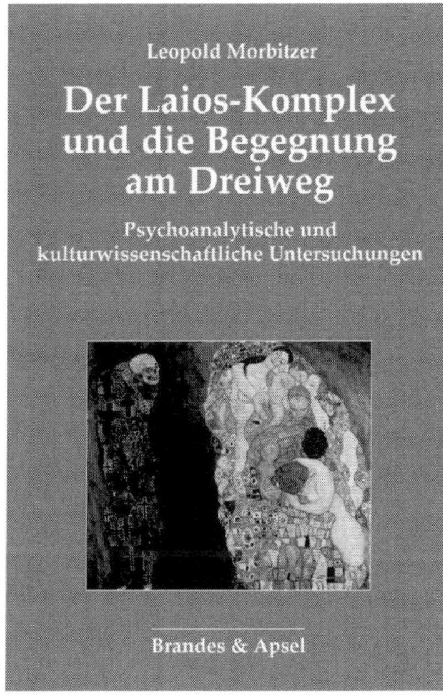

Leopold Morbitzer

Der Laios-Komplex und die Begegnung am Dreiweg

Psychoanalytische und kulturwissenschaftliche Untersuchungen

364 S., Pb. Großoktav, € 44,90
ISBN 978-3-95558-383-5

Freud hat die Perspektive der Eltern auf ihre Kinder nicht so differenziert ausgearbeitet wie die ödipale Perspektive des Kindes auf seine Eltern. Dabei beschreibt der Ödipus-Mythos ein generationenübergreifendes Geschehen. Der um die Elternperspektive erweiterte Ödipus-Mythos enthält auch die ambivalente Haltung von Eltern gegenüber ihrem Nachwuchs.

Das von Leopold Morbitzer weiterentwickelte Konzept des Laios-Komplexes ist ein Beitrag zur Erforschung des »elterlichen Unbewussten« (Jean Laplanche). Der Laios-Komplex verknüpft die Frage der Generativität und des Umgangs mit dem Nachwuchs eng mit der Auseinandersetzung der Älteren mit ihrer Sterblichkeit.

Die Psychodynamik der Wechselseitigkeit von Ödipus- und Laios-Komplex wird anhand zahlreicher Beispiele untersucht, wie den *Star Wars*-Filmen, den *Harry Potter*-Romanen und den versuchten Stabübergaben Freuds an seine Schüler.

»Eine außerordentlich gut lesbare und plausibel argumentierte Darstellung eines höchst relevanten Themas.« (Thomas Macho)

»Eine hervorragende wissenschaftliche Leistung, die psychoanalytisches und kulturwissenschaftliches Vorgehen in gelungener Weise miteinander verbindet.« (Wolfgang Hegener)

Unseren Psychoanalysekatalog erhalten Sie kostenlos:
Brandes & Apsel Verlag • Scheidswaldstr. 22 • 60385 Frankfurt am Main
info@brandes-apsel.de • www.brandes-apsel.de
Fordern Sie unseren Newsletter kostenlos an: newsletter@brandes-apsel.de

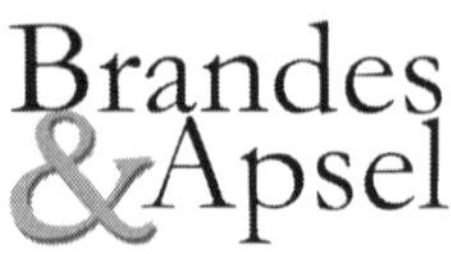

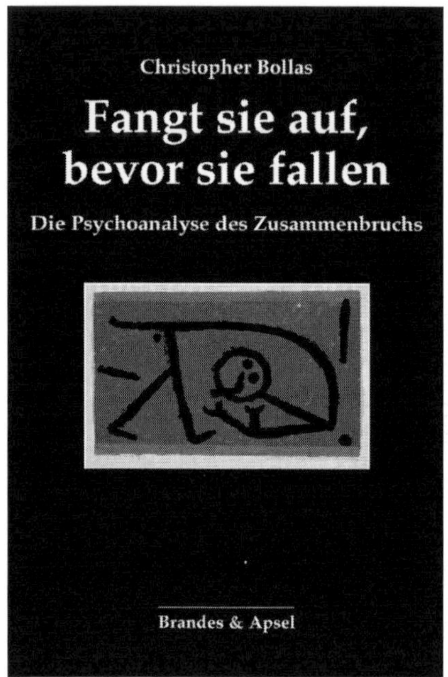

Christopher Bollas

Fangt sie auf, bevor sie fallen

Die Psychoanalyse des Zusammenbruchs

180 S., Pb. € 24,90
ISBN 978-3-95558-349-1

In dieser Erkundung eines radikalen Ansatzes für die psychoanalytische Behandlung von Menschen, die am Rande eines psychischen Zusammenbruchs stehen, bietet Christopher Bollas ein neues und mutiges klinisches Paradigma. Er geht davon aus, dass der unbewusste Zweck eines Zusammenbruchs darin besteht, dem Anderen das Selbst zu präsentieren und zum Kern des Leidens und schließlich zu einem transformativen Verständnis zu gelangen.

Dieses Buch ist für Kliniker von Interesse, die nach Wegen abseits der konventionellen psychoanalytischen Therapie suchen, da diese in der Arbeit mit Patienten am Rande des Zusammenbruchs nicht ausreicht, um der drohenden Krise zu begegnen. Zugleich wirft Bollas' herausfordernder Ansatz auch viele Fragen auf – diese werden im letzten Abschnitt des Buches von Sacha Bollas zusammengetragen und von Christopher Bollas beantwortet.

»Das Buch (...) bietet nicht nur für Kliniker, (sondern auch) für alle an psychoanalytischer Entwicklung Interessierten eine reale Fundgrube zur Erkenntnis vom ›Selbst des Menschen‹.«
(Marga Prankl u. Walter Prankl, kultur-punkt.ch)